DU TRAITEMENT

DES

PARALYSIES RHUMATISMALES

DE LA FACE

PAR L'ÉLECTRICITÉ

(FARADISATION ET GALVANISATION)

PAR

LE DOCTEUR CONSTANTIN PAUL

Professeur agrégé à la Faculté de médecine
médecin de l'hôpital Saint-Antoine.

MÉMOIRE LU A LA SOCIÉTÉ DE THÉRAPEUTIQUE LE 9 JUILLET 1873

PARIS

TYPOGRAPHIE A. HENNUYER

RUE D'ARCET, 7

1874

DU TRAITEMENT

DES PARALYSIES RHUMATISMALES

DE LA FACE

PAR L'ÉLECTRICITÉ

DU TRAITEMENT

DES

PARALYSIES RHUMATISMALES

DE LA FACE

PAR L'ÉLECTRICITÉ

(FARADISATION ET GALVANISATION)

PAR

LE DOCTEUR CONSTANTIN PAUL

Professeur agrégé à la Faculté de médecine
médecin de l'hôpital Saint-Antoine.

MÉMOIRE LU A LA SOCIÉTÉ DE THÉRAPEUTIQUE LE 9 JUILLET 1873

PARIS

TYPOGRAPHIE A. HENNUYER

RUE D'ARCET, 7

1874

DU TRAITEMENT

DES

PARALYSIES RHUMATISMALES

DE LA FACE

PAR L'ÉLECTRICITÉ

(FARADISATION ET GALVANISATION)

La thérapeutique, dans son évolution, n'échappe pas aux lois des progrès des sciences comme des arts. Les vérités ne sont d'abord qu'entrevues par les uns, niées par les autres ; puis viennent les luttes entre les enthousiastes et les réfractaires, les uns et les autres grossissant les avantages de leur opinion et les inconvénients des opinions opposées. Chacun compare volontiers les avantages de sa méthode aux inconvénients des méthodes des autres et se décerne à lui-même les palmes de la victoire.

Pourtant, peu à peu, ceux qui recherchent le progrès sans préjugé, comme sans parti pris, voient la vérité se faire et, laissant de côté les erreurs des uns et des autres, trouvent la mesure réelle du progrès accompli, rendant justice à chacun pour la part qui lui en revient. Tel est à peu près l'état de la question du traitement de la paralysie faciale par l'électricité. En effet, après des formules absolues et contraires des différents électriciens doctrinaires, après les hésitations et le chaos de certains éclectiques, on peut aujourd'hui formuler les indications de ce traitement d'une manière clinique.

J'espère dans l'étude qui va suivre justifier chacun des points que je viens d'avancer.

Je ne remonterai pas très-haut dans l'historique, parce que, tant que la clinique n'a pas été établie, le pronostic des paralysies faciales n'existait pas, et là où il n'y a pas de pronostic le contrôle de la thérapeutique n'existe pas.

La thérapeutique, pour être réellement un art réglé, s'appuie sur les autres sciences médicales ; et lorsque l'anatomie, la physiologie et la pathologie sont obscures, la thérapeutique reste empirique et incertaine.

La thérapeutique des paralysies faciales n'a pu s'établir que du jour où l'anatomie et les fonctions du nerf facial ont été déterminées. Bien plus, il a fallu connaître les propriétés des principales fractions de ce nerf pour distinguer les paralysies produites par les lésions centrales de paralysies produites par les portions situées en dehors des centres ; car pour toutes ces paralysies le pronostic est différent, et par conséquent on ne peut dire qu'on a abrégé la durée de la maladie que si l'on avait primitivement des données sur ce que serait devenue cette maladie abandonnée à elle-même.

Donc, depuis que la clinique des paralysies de la face est devenue sinon complète, du moins suffisante, et qu'on a pu reconnaître ses principales divisions, les traitements électriques ont pu acquérir une certaine valeur.

Je n'aborderai ici qu'une partie du traitement des paralysies faciales, c'est-à-dire que je ne m'occuperai que des paralysies *a frigore*, qu'on appelle également *rhumatismales*.

La première méthode dont je parlerai est celle de M. Duchenne, de Boulogne, qui se montre partisan absolu, dans toutes les périodes et dans toutes les formes, de la faradisation localisée.

Cet éminent observateur, qui a étudié un grand nombre de ces paralysies, nous a donné sur la marche naturelle de cette affection des données bien précieuses. Il a remarqué tout d'abord un fait capital dans l'histoire de cette paralysie, et qui est celui-ci : dans certaines paralysies, en effet, les muscles ont conservé ce que M. Duchenne appelle la contractilité électrique, dans les autres cette contractilité est perdue. Or il faut traduire ce mot de *contractilité électrique* ainsi : propriété qu'ont les muscles d'être mis en contraction par des courants d'induction appliqués à travers la peau. Il est important de spécifier cette signification, car dans cette même paralysie faciale *a frigore* on peut trouver les muscles excitables par les courants galvaniques interrompus, ou bien on peut trouver les muscles excitables par les courants galvaniques interrompus et insensibles aux excitations galvaniques. Du reste, je ferai en sorte d'éviter toute confusion lorsque je parlerai des différentes réactions des muscles à l'électricité.

Nous possédons déjà un caractère distinctif précieux donné par
M. Duchenne, de Boulogne. Si l'on explore les muscles de la face
avec un appareil d'induction, on les voit dans certains cas se contracter et dans d'autres cas rester inertes.

Or l'observation a montré que toutes les paralysies rhumatismales de la face conservent cette excitabilité à la faradisation
pendant une première période qui dure environ une dizaine de
jours. Après cette époque, on arrive à la seconde période, dans
laquelle l'excitabilité faradique est très-faible ou nulle.

Nous voilà donc en présence d'une très-bonne classification
donnée par M. Duchenne, de Boulogne : le premier degré, dans
lequel cette excitabilité est conservée et qui comprend les paralysies
légères ; et un second degré, qui comprend les paralysies plus anciennes ou plus sérieuses.

PREMIER DEGRÉ DE LA PARALYSIE RHUMATISMALE DE LA FACE.

Que fait M. Duchenne pour la première catégorie de ces paralysies ? M. Duchenne dit que quand cette contractilité faradique est
intacte ou n'est qu'affaiblie, la paralysie peut guérir spontanément.
Mais cependant il ajoute qu'il ne faut pas s'y fier et qu'il vaut mieux
appliquer la faradisation. Il est évident que, dans ce cas, M. Duchenne, de Boulogne, a obéi à d'honorables scrupules et qu'il a craint
qu'on ne lui reproche d'appliquer quand même l'électrisation alors
que d'autres moyens pourraient réussir, comme les vésicatoires
par exemple.

J'irai plus loin que M. Duchenne, car, n'étant pas spécialiste et
n'usant de l'électricité que comparativement aux autres moyens, je
crains moins l'entraînement exclusif qu'on voit trop souvent chez
les spécialistes, et je dirai qu'en pareil cas il ne faut pas hésiter,
car le pronostic n'est pas aussi bénin que le fait M. Duchenne, de
Boulogne. Les malades traités par les vésicatoires guérissent rare-
ment, et la preuve, c'est que presque tous ceux dont les muscles ont
perdu l'excitabilité à la faradisation ont été préalablement traités
sans succès par les vésicatoires, la strychnine, etc.

Je suis donc partisan de la faradisation dans ces cas, et M. Duchenne, de Boulogne, ne me contredira pas certainement quand je
dirai que si l'on applique la faradisation dans cette première période
où les muscles y obéissent, on ne voit guère se produire plus tard
la perte de cette contractilité spéciale.

J'ai eu dernièrement à traiter une malade dans ces conditions.

J'ai fait le traitement par la faradisation et je n'ai eu qu'à m'en
louer. Voici la relation de ce fait, qui est du reste intéressant à plus
d'un titre.

Paralysie rhumatismale du nerf facial à la première période ; con-
tractilité musculaire faradique conservée ; traitement par la fara-
disation ; guérison.

OBS. I. — Mme de W..., qui vient me consulter le 17 décembre 1872, offre un cas de paralysie rhumatismale récente.

Le début de la maladie remonte au 13 décembre, quatre jours
auparavant, et la cause de la maladie remonte à cinq jours au delà.
A cette date, la malade, voulant échapper à la fumée que sa che-
minée répandait dans son appartement, a ouvert portes et fenêtres
et s'est trouvée exposée pendant plusieurs heures à un courant
d'air froid qui est venu frapper plus particulièrement le côté droit
du visage. Cinq jours après cette imprudence, elle fut prise d'une
douleur vague dans la tête et se sentait, en particulier, les tempes
comme serrées dans un étau. Puis, le même jour, elle s'est aperçue
que son œil pleurait, en même temps qu'elle observait sur le côté
droit de la langue une altération singulière du goût.

Le lendemain, elle se réveille avec une paralysie complète de la
face ; l'œil droit ne peut se fermer sous l'influence de la volonté
J'ajouterai de suite que l'exploration de la contractilité électrique,
faite le quatrième jour de la paralysie, montre la contractilité
électrique à peine altérée. Tous les muscles sollicités par un courant d'induction d'intensité médiocre se contractent parfaitement.

Je passerai rapidement en revue les principaux symptômes. Les
plis du front ont disparu du côté malade. Le sourcilier, paralysé,
laisse le sourcil abaissé notablement, surtout dans la partie externe.
Quand la malade cherche à plisser le front, le sourcil atteint ne se
rapproche pas de la ligne médiane. Ces mouvements sont facilement rétablis pendant le passage des courants faradiques. Cette
électrisation se fait très-facilement, elle exige des courants plus
faibles que pour la joue, et à cette condition elle n'est pas douloureuse.

L'orbiculaire paralysé ne se ferme pas, et, dans le mouvement
qui cherche à fermer les yeux, la cornée va se cacher derrière la
paupière supérieure, en se portant vers la partie externe, où la paralysie du muscle sourcilier abaisse la paupière ; l'occlusion s'obtient
très-facilement par l'électricité, en portant les deux électrodes sur

les parties externes supérieure et inférieure de l'orbiculaire, point d'immersion du nerf facial, c'est-à-dire le point le plus favorable pour l'application des électrodes.

J'ai dit qu'il y avait de l'épiphora. Cette chute des larmes s'explique par la paralysie du muscle de Horner. En effet, les points lacrymaux, et surtout le point inférieur, sont éloignés du nez et donnent à l'angle interne de l'œil cette forme allongée qui a été si bien précisée par M. Duchenne, de Boulogne. Mais ce qui est intéressant dans cette observation, c'est la possibilité de faire contracter ce muscle isolément par la faradisation, en plaçant l'un des électrodes sur le point de la joue qui correspond à l'extrémité antérieure du bord inférieur de l'arcade zygomatique, sans être obligé d'aller faire la faradisation musculaire directe, si difficile à pratiquer pour un muscle si petit et situé dans un enfoncement de la face.

On obtient de même facilement la contraction de l'élévateur commun de l'aile du nez et de la lèvre supérieure, de l'élévateur de la lèvre supérieure et des deux zygomatiques, et par là on redresse la commissure et l'on fait reparaître le sillon naso-labial.

Je n'insiste pas sur le séjour des aliments en dehors de l'arcade dentaire, sur la difficulté de boire sans laisser échapper du liquide par la commissure et sur la mauvaise articulation des consonnes labiales b et p.

Les muscles triangulaires des lèvres et ceux du menton répondent bien à l'électrisation.

Pour terminer la description de la maladie de cette dame, je dirai qu'elle éprouvait une altération du sens du goût et qu'elle trouvait que tout ce qu'elle mangeait déterminait sur la langue, du côté malade, un goût acide et en même temps un peu salé.

La faradisation appliquée réussit à merveille. A chaque séance, on voyait le mouvement spontané revenir et prendre de la force. Cependant les muscles du sourcil et le muscle de Horner sont ceux qui ont guéri en dernier lieu.

Enfin, alors que la malade a été guérie, c'est-à-dire que la déviation de la face n'existait plus à l'état de repos, on pouvait encore voir, lorsque la malade se fatiguait, les muscles sains dévier les traits à cause de l'énergie plus grande de leur contraction. Mais peu à peu les muscles malades ont repris de la force et cette inégalité dans les mouvements s'est effacée peu à peu.

Le procédé d'électrisation a consisté, comme je l'ai dit, dans l'emploi des courants d'induction fournis par l'appareil de Ruhmkorff, avec les intermittences rapides. L'intensité du courant a été mesurée

par l'effet produit sur la contractilité, c'est-à-dire que je me suis
arrêté à la dose minimum pour obtenir facilement la contraction
des muscles sans les fatiguer. Chaque séance a duré quinze minutes;
la malade a été électrisée ainsi pendant six semaines, c'est-à-dire
pendant vingt séances.

Je dois revenir maintenant sur plusieurs points de cette observation. Premièrement il faut établir qu'il s'agit bien ici d'une paralysie rhumatismale du facial.

Il faut d'autant plus le faire que le symptôme qui sert le plus
ordinairement à l'établir, c'est-à-dire la perte de la contractilité
faradique, fait ici défaut. La malade a été observée dans la première
semaine de sa maladie, et c'est le cas ordinaire de trouver cette
contractilité conservée à cette époque; mais dans les paralysies cérébrales la contractilité est également conservée ; par conséquent il
faut chercher la preuve de la nature rhumatismale de la maladie
dans d'autres symptômes.

Dans le cas présent on peut l'établir par les considérations suivantes : l'impression du froid subie d'une manière prolongée pendant plusieurs heures sur le côté du visage devenu malade, et cela
quatre jours avant le début de la paralysie.

La seconde preuve se trouve dans ce que la paralysie a porté sur
toutes les branches du facial, et a frappé tout particulièrement l'orbiculaire des paupières et le muscle de Horner, d'où la production
de l'épiphora. Enfin un dernier symptôme qui appartient à la paralysie périphérique s'est montré également, c'est l'altération du goût.
Ce symptôme n'étant pas toujours noté dans les observations de
paralysie faciale, je m'y arrêterai un instant.

Mon premier maître dans les hôpitaux, Roux, le célèbre chirur-
gien de l'Hôtel-Dieu, avait été atteint d'une paralysie rhumatismale de la face, et il avait remarqué qu'indépendamment des
troubles du mouvement il était impressionné péniblement par deux
sensations anormales. La première était une disposition du tympan
qui était douloureusement ébranlé par les sons un peu forts. L'autre
était une perversion du sens du goût dans ce côté droit de la langue
qui était le côté paralysé. Tous les corps paraissaient avoir une
saveur métallique. Ce dernier phénomène a même été le prodrome
de la maladie, et il a précédé de vingt-quatre heures les troubles
du mouvement (1).

(1) P.-J. Descot, *Dissertation sur les affections locales des nerfs*. Paris, De-
launay, 1825, p. 331.

Depuis Roux, cette altération du goût a été remarquée par plusieurs auteurs, notamment par Montault (1); elle a été notée également par M. Claude Bernard, qui avait cru plutôt à un retard de la sensation qu'à une altération du goût (2). Mais il ne faut pas oublier que M. Claude Bernard expérimentait sur des animaux et que l'on se rend moins bien compte de leurs sensations.

Plus récemment ce même phénomène a été observé par MM. Davaine, Guéneau de Mussy, Schiff et Tardieu.

J'insiste sur ce symptôme parce qu'il ne se rencontre pas dans les paralysies d'origine centrale, et qu'il n'existe que dans les paralysies liées à une altération de la portion externe ou de la portion pétreuse du facial. Ce signe est donc précieux au début de la maladie, alors que la contractilité faradique est conservée, et il rassure le médecin comme le malade en prouvant qu'il ne s'agit pas d'une maladie du centre nerveux, dont le pronostic est toujours plus grave, sinon dans le présent, du moins dans l'avenir.

Une autre circonstance qui touche non-seulement au pronostic, mais encore à la thérapeutique, c'est l'état de la contractilité musculaire provoquée par l'électricité. A cette période, la contractilité faradique est conservée, les muscles sont excités par les courants d'induction aussi facilement que du côté sain.

On ne doit noter que cette différence, c'est que la douleur provoquée par la faradisation se produit facilement lorsqu'on porte les électrodes dans le voisinage du tronc du nerf sus-orbitaire et de ses principaux rameaux. Il faut donc restreindre l'intensité des courants dans cette région.

Si l'on vient, au contraire, à tenter de faire contracter les muscles par des excitations galvaniques, c'est-à-dire par la fermeture et la rupture des courants de la pile, on ne provoque que très-difficilement des contractions, et cela avec des douleurs insupportables pour le malade. Il n'y a donc pas à hésiter en pareil cas sur le choix du mode d'électrisation : les muscles obéissent facilement aux excitations faradiques, ils n'obéissent que peu ou point aux excitations galvaniques ; il n'y a donc pas à hésiter, il faut préférer les excitations faradiques. On doit s'y arrêter parce que, dans ce cas, s'il y a des troubles dans les éléments anatomiques du nerf facial, il n'y a pas d'atrophie ou plutôt de lésion de nutrition grave dans les mus-

<hr>

(1) *Dissertation sur l'hémiplégie faciale.* Paris, 1851, p. 15.

(2) *Recherches anatomiques et physiologiques sur la corde du tympan* (in *Journal de l'anatomie, de la physiologie et de la pathologie du système nerveux*, Paris, 1843, t. I, p. 408).

cles. Ici l'excitant est applicable ; nous verrons qu'il n'en sera pas de même quand il s'agira de combattre des paralysies anciennes avec lésions de nutrition et atrophie, et qu'il s'agira de réparer la nutrition des éléments et non pas seulement de faire circuler des courants nerveux moteurs ou sensibles.

Il y a donc sur ce point un accord à peu près unanime entre les électriciens : lorsqu'il s'agit d'une paralysie faciale de nature rhumatismale, et que cette affection récente ou légère n'entraîne pas la perte de la contractilité faradique des muscles, il faut exciter ces muscles par la faradisation, et les malades guérissent au bout d'un nombre de séances qui peut aller en moyenne à une vingtaine.

M. Duchenne, de Boulogne, en effet, n'hésite pas, en pareil cas, à pratiquer la faradisation le plus tôt possible. M. Tripier est du même avis (1), ainsi que Mayer, de Berlin (2). Bénédict, qui est pourtant très-partisan de l'alternance des deux procédés dans certains cas, applique, en pareil cas, exclusivement la faradisation (3). Voici quelques observations de Bénédict se rapportant à ce cas particulier.

Obs. II. — Anna Z..., âgée de trente-deux ans, marchande de vaisselle, est paralysée du côté gauche depuis six jours, c'est-à-dire depuis le 27 avril 1866. Trois jours auparavant, la malade avait été exposée à un courant d'air. Deux jours plus tard, survenaient les douleurs, et le troisième la paralysie. Toutes les branches externes du facial sont paralysées, les mouvements du visage presque impossibles. La luette est normale. Les muscles réagissent normalement aux excitations faradiques et galvaniques, la sensibilité électro-musculaire est exagérée.

Au bout de seize séances, l'état est presque normal. Au bout de vingt séances, la malade est complétement guérie.

Obs. III. — Louis B..., âgé de vingt et un ans, étudiant en médecine, a contracté depuis deux jours (le 17 novembre 1866) une paralysie du nerf facial droit à la suite d'un refroidissement. Toutes les branches externes du nerf sont atteintes, et même le muscle frontal du côté opposé. La luette est normale. Les mouvements du visage existent à peine. La contractilité musculaire, provoquée par la faradisation comme par la galvanisation, est un peu

(1) *Manuel d'électrothérapie.* Paris, J.-B. Baillière, 1861.
(2) *Die Electricitæt in ihrer Anwendung auf practische Medizine.* Berlin, 1848.
(3) *Electrothérapie,* 1868. Vienne, Tendler, p. 280.

amoindrie. La faradisation ne provoque pas de douleur ; la galvanisation trouve la sensibilité exagérée. Au bout de quatorze jours,
le malade peut déjà fumer. Au bout d'un mois, après vingt et une
séances, le malade est complétement guéri, si ce n'est que du côté
malade le sillon naso-labial est un peu trop prononcé.

OBS. IV. — Arthur G..., âgé de vingt-quatre ans, employé, est
malade depuis cinq jours (5 janvier 1865) sans cause connue.
Toutes les branches du facial sont atteintes, mais ne sont pas complétement paralysées. La luette est normale. La contractilité faradique est normale, comme la contractilité galvanique. La sensibilité
électro-musculaire est normale. Quinze jours après, il était complétement guéri.

OBS. V. — Georges U..., âgé de quarante-deux ans, sommelier,
a été exposé à des variations de température ; il est atteint depuis
huit jours du côté droit. Toutes les branches externes sont paralysées. La luette est normale. Il a conservé un peu de mouvements
volontaires. Au bout de cinq semaines, il est presque guéri. Au bout
de six semaines, il l'est complétement (mars 1865).

OBS. VI. — Edmond B..., âgé de dix-neuf ans, marchand de ru-
bans, a été atteint, il y a quatorze jours, par le mauvais temps ; il
est paralysé du côté gauche dans tous les rameaux du facial, mais
d'une manière incomplète. La luette est normale. La contractilité
électrique est normale. Huit jours plus tard, la contractilité faradique faiblit et la contractilité galvanique augmente, bien que la
maladie s'améliore. Au bout de dix-sept séances, il y a encore une
petite différence dans la manière dont les dents se montrent ; la
guérison est bientôt complète (août 1865).

OBS. VII. — Thérèse K..., âgée de dix-huit ans, modiste, est
paralysée du côté gauche depuis huit jours ; tous les rameaux du
facial sont atteints, mais à un faible degré. La luette est peu déviée à droite. La contractilité électro-musculaire est normale. L'excitabilité galvanique est accrue. Au bout de quatre semaines, elle
est complétement guérie (décembre 1864).

En février 1867, la malade revient avec une paralysie complète
du côté opposé (côté droit). Il n'y a pas de mouvement volontaire.
La luette est déviée à droite. La cause de la maladie est inconnue,
la paralysie est survenue quelques jours auparavant dans la nuit.
Le diapason est très-bien entendu à travers les os du crâne, mais

mal perçu à l'air du côté gauche. La voix est bien entendue des deux côtés ; la montre est entendue à droite de 2 pieds plus loin qu'à gauche. Rien autre d'anormal, d'après l'examen de Politzer. La contractilité électro-musculaire est normale, la contractilité galvanique un peu exagérée. Au bout de quatre semaines, elle est guérie.

Il résulte de ce que je viens de dire que dans cette première forme de la paralysie rhumatismale du facial, où la contractilité électrique, soit faradique, soit galvanique, est conservée, il est préférable de se servir des courants d'induction, dont la pratique est plus simple et l'action plus manifeste. L'expérience a prouvé que ce traitement réussit très-bien et très-promptement. C'est à cette affirmation que se bornent la plupart des électriciens ; mais elle est tout à fait insuffisante, car le praticien qui voudra employer cette thérapeutique a besoin qu'on lui en fasse connaître le mode d'administration et la dose : ce n'est qu'à cette condition qu'il pourra reproduire les mêmes guérisons. Si ces deux conditions ont besoin d'être déterminées en thérapeutique, cela n'est peut-être jamais plus nécessaire que quand il s'agit de l'emploi de l'électricité, où la précision la plus minutieuse est nécessaire.

Le choix des courants d'induction étant adopté, faut-il dans un appareil d'induction prendre les courants fournis par la deuxième hélice, comme on le fait ordinairement, ou prendre les courants de la première hélice, le courant du gros fil ou extra-courant ? L'expérience a montré qu'il faut employer de préférence le courant de la deuxième hélice.

On sait que les propriétés physiologiques de ces deux courants ne sont pas identiques, la tension est bien plus grande dans le courant de la deuxième hélice. Mais, comme il s'agit de muscles superficiels et peu volumineux, il n'est pas nécessaire de se servir du courant de la deuxième hélice, et à ce point de vue le courant de la première hélice ou extra-courant suffirait très-bien ; mais il y a une autre considération qui détermine le choix du courant. On sait que l'application de l'extra-courant est beaucoup plus douloureuse que celle du courant de la deuxième hélice, et comme au début de ces paralysies il y a souvent de la douleur, et que l'électrisation détermine de l'hyperesthésie, surtout dans la région orbitaire et sus-orbitaire, il est de beaucoup préférable de se servir du courant de la seconde hélice, tandis que dans les paralysies faciales du second degré, où la contractilité faradique est très-affaiblie, il y aura avantage à exciter cette sensibilité électro-musculaire, et l'extra-courant sera préférable, comme l'a très-bien établi M. Duchenne, de Boulogne.

Il est bien entendu que cette distinction entre les deux courants ne s'applique qu'aux appareils doués d'une certaine force, car dans les petits appareils que construisent MM. Legendre et Morin ou M. Gaiffe, l'action du courant de l'un des deux fils est très-souvent insuffisante, et l'on se sert presque toujours de ce qu'ils appellent *la somme des deux courants*, c'est-à-dire d'une collection de courants tellement complexes, que la physique n'a pas encore pu très-bien en établir la nature.

Poursuivons maintenant les règles de cette électrisation. Quelle devra être l'intensité du courant? Elle peut se mesurer de deux manières : soit par un rhéostat, et l'on sait que l'on vient d'en construire tout récemment de très-bons, soit par l'intensité de la contraction musculaire que l'on détermine. J'avoue que, pour la pratique, cette seconde détermination est la meilleure, à mon avis ; il faut donc commencer par une faible tension et augmenter jusqu'à ce qu'on arrive à un courant dont l'intensité soit suffisante pour faire contracter les muscles sans produire de douleur et sans que l'énergie de la contraction du muscle devienne douloureuse. La contraction doit être autant que possible semblable à celle qu'on produit par la volonté, contraction qui n'est ni violente ni douloureuse. C'est surtout à des électrisations qui produisent une sorte de tétanos des muscles qu'on pourrait reprocher de produire les contractures ou les rétractions musculaires qui suivent quelquefois les paralysies faciales.

Quant aux intermittences, il est bon qu'elles soient rapides et il n'y a qu'à laisser marcher le trembleur.

Bien que de cette manière l'électrisation soit bien réglée, il me reste encore à dire un mot des points où il convient de placer les électrodes.

Tout le monde sait que, dans la faradisation localisée, il est bon de n'électriser qu'un muscle à la fois et de ne pas chercher à déterminer l'excitation simultanée de tous les muscles animés par un même nerf, et qu'il est de règle de placer les deux électrodes mouillées sur le trajet du muscle ; cependant l'expérience a montré qu'on agit d'une manière bien plus puissante sur un muscle en plaçant l'une des deux électrodes sur le point d'immergence du nerf dans le muscle. Le choix de l'une de ces deux électrodes n'est pas à faire quand il s'agit du courant de la deuxième hélice, puisque les courants se succèdent en alternant avec une intensité à peu près égale ; mais, si l'on emploie l'appareil de Legendre et Morin ou celui de Gaiffe, où les courants qui se succèdent n'ont plus la même intensité, il faudra placer de préférence sur le point d'immergence du nerf le pôle négatif. Cela résulte des expériences faites sur l'électrotonus, c'est-à-dire sur la différence d'action que possèdent ces pôles sur la tonicité musculaire.

Pour la plupart des muscles de la face, la règle que je viens de poser est suffisante, car en se servant d'électrodes qui n'ont guère que 1 à 2 centimètres de diamètre, les électrodes peuvent toujours trouver place sur le trajet d'un muscle facial ou d'un groupe de muscles dont l'action est à peu près la même. Mais il ne peut en être ainsi quand il s'agit du muscle de Horner. M. Duchenne, de Boulogne, qui a découvert la physiologie de ce petit muscle, et qui a si bien démontré que sa paralysie entraîne la déformation de l'angle de l'œil et l'éloignement du point lacrymal inférieur de la partie interne de l'œil, c'est-à-dire du sac lacrymal, a montré par là que c'était la paralysie de ce petit muscle qui était la cause réelle de l'épiphora. De plus, l'observation a montré que l'épiphora, c'est-à-dire la paralysie de ce petit muscle, est un des phénomènes les plus tenaces de la paralysie faciale. Comment pourra-t-on électriser ce petit muscle qui n'a guère que 5 à 6 millimètres de longueur et 4 millimètres de largeur ?

Ce muscle ne présente plus une surface qui permette de lui appliquer les règles ordinaires de la faradisation des muscles de la face, et il faut absolument trouver le moyen de l'électriser à distance. On y arrive le plus communément en faisant contracter énergiquement l'orbiculaire, et l'on entraîne par là la contraction du muscle de Horner. Mais il est bien préférable de pouvoir le faire contracter isolément. M. Duchenne n'indique pas son procédé, qui consiste, si je ne me trompe, à se servir d'électrodes extrêmement fines, comme des pointes de crayon ; mais j'ai trouvé un autre procédé qui me semble préférable. Il consiste à placer l'une des électrodes (et la négative de préférence) sur le trajet du nerf qui se rend au muscle de Horner. Or ce rameau du facial vient de la branche qui passe sous l'insertion supérieure du grand zygomatique, si bien qu'en plaçant l'électrode à la partie interne et inférieure de l'os malaire, on se place sur cette branche nerveuse au moment où elle sort de derrière le muscle grand zygomatique pour se rendre au muscle de Horner. En cet endroit, la branche nerveuse est sous-cutanée ou n'est recouverte que par quelques fibres de l'orbiculaire des paupières.

En procédant de cette manière on peut faire de la faradisation localisée sur ce petit muscle et l'on peut l'exercer isolément alors que sa paralysie survit à celle des autres muscles de la face, ce qui est un cas des plus fréquents. J'ai répété cette expérience bien des fois et elle est des plus intéressantes, parce qu'elle montre une fois de plus comment l'électricité se manie avec précision, quand sa pratique est réglée par des connaissances exactes en anatomie, en physiologie et en pathologie.

En voilà déjà bien long sur une maladie peu grave et en somme facile à guérir, et cependant je n'ai pas tout dit, car il est encore un point sur lequel il est important d'insister. Nos voisins d'Allemagne, en remplissant leurs livres de l'électrotonus, de l'anélectrotonus, du katélectrotonus, ont fait grand bruit de soi-disant découvertes de propriétés physiologiques déjà connues en France, mais qu'on ne sait plus reconnaître depuis que nos voisins les ont travesties de noms grecs. Mais parlons français : la tonicité musculaire et la contraction musculaire sont-elles également atteintes dans la paralysie rhumatismale de la face ? Que deviennent ces deux fonctions et comment réagissent-elles sous l'influence de l'électricité ? La tonicité musculaire mise en jeu par l'électricité est-elle augmentée ? y a-t-il anélectrotonus ? ou bien est-elle diminuée et alors y a-t-il katélectrotonus ? Ce sont des questions qui méritent d'être posées et que je traiterai en langue française et de mon mieux avec la clarté et la précision que notre esprit français a données à notre langue.

Il ne faut pas croire qu'il soit inutile de distinguer l'altération de la tonicité de l'altération de la contractilité ; il y a dans l'observation des troubles apportés dans ces deux fonctions des symptômes importants à considérer pour le pronostic et par conséquent pour juger le traitement.

Dans la forme de paralysie dont je parle en ce moment, cette distinction est facile : quand les malades sont guéris depuis peu de temps, ils ont recouvré la tonicité de leurs muscles et il n'y a pas de déviation des traits, si l'on examine les malades pendant l'immobilité. On trouve la symétrie de leur visage parfaite et l'on n'observe rien d'anormal tant qu'ils n'exécutent que des mouvements peu étendus et peu énergiques, les mouvements se font avec l'ordre et la mesure voulus ; mais, si leur visage vient à être agité de mouvements très actifs ou qu'ils se fatiguent, alors leur visage, qui est régulier au repos, se déforme ; la contraction se faisant normalement et les muscles à peine reposés se fatiguant facilement leurs traits se dévient

2

et l'asymétrie du visage se prononce de plus en plus. Le muscle qui conserve le plus longtemps cette faiblesse est le muscle de Horner ; aussi, pour peu que les malades se fatiguent, l'épiphora ne tarde pas à reparaître ; puis par le repos tout rentre dans l'ordre, et les muscles une fois remis de leurs fatigues se contractent mieux. Peu à peu les muscles reprennent de la force, cette inégalité se montre de moins en moins, et le malade revient peu à peu à l'état normal.

Ainsi donc ici, la distinction entre la force tonique et la force des contractions des muscles est très-facile, et l'on voit que la contractilité met plus de temps à se séparer complétement que la tonicité ; et je reviendrai plus tard sur cette distinction, quand je parlerai des contractures consécutives à la paralysie faciale. Pour le moment je voulais montrer la distinction entre ces deux fonctions et montrer que ces deux propriétés du muscle sont en partie indépendantes l'une de l'autre.

DEUXIÈME DEGRÉ DE LA PARALYSIE RHUMATISMALE

DE LA FACE.

Lorsqu'un malade atteint de paralysie faciale est abandonné à lui-même ou, ce qui est à peu près la même chose, est traité par les vésicatoires, les ventouses, les sangsues, le sulfate de quinine, etc., la contractilité électrique, qui persiste pendant la première semaine à peu près intacte, commence à s'affaiblir et diminue avec une grande rapidité. On a alors ce que M. Duchenne, de Boulogne, a appelé le deuxième degré de la paralysie rhumatismale. Les symptômes que nous avons constatés plus haut existent tous, et, de plus, la contractilité faradique est abolie ; et comme il est rare que l'électrisation soit appliquée dans le premier septénaire, c'est presque toujours à cette paralysie qu'on a affaire. Mais ici survient un symptôme particulier et qui a été mis en lumière dans ces dernières années : c'est qu'en même temps que la contractilité faradique disparaît, la contractilité galvanique non-seulement persiste, mais est même plus développée qu'à l'état normal. On assiste alors à une singulière combinaison, qui est celle-ci ; tandis que la faradisation fait contracter les muscles sains et ne fait que peu ou pas contracter les muscles malades, la galvanisation agit beaucoup mieux sur les muscles malades que sur les muscles sains.

Mais il faut bien s'entendre sur ce mot de *galvanisation*. On ne saurait trop apporter de précision dans la description du mode d'électrisation dont on s'est servi pour que l'on puisse se mettre identiquement dans les conditions où se sont mis les autres médecins. Il nous faut donc établir comment les muscles et les nerfs réagissent sous l'influence du galvanisme, c'est-à-dire des courants fournis directement par la pile. On peut employer les courants de la pile de plusieurs manières. On peut d'abord employer des courants d'une faible durée pour n'utiliser que l'excitation qui se produit au moment de la fermeture ou bien au moment de la rupture des courants. On a dans ce cas, comme dans l'induction, des courants interrompus, mais ils jouissent de certaines propriétés particulières. Ils ont de commun avec l'extra-courant qu'ils sont interrompus et qu'ils se succèdent dans le même sens, et par conséquent qu'il y a deux pôles différents, l'un positif et l'autre négatif. Malgré ces conditions communes, ils jouissent de propriétés différentes, et, alors que la contractilité ne se produit plus sous l'excitation faradique, les muscles peuvent être excitables par les excitations galvaniques qui se produisent à la fermeture et à la rupture des courants.

La constatation réelle de cette différence entre l'excitation faradique et l'excitation galvanique aurait été faite pour la première fois par Baierlacher-Schulz, puis par Ziemssen d'une manière plus positive et beaucoup plus précise (1).

Cette observation de Ziemssen est des plus intéressantes, parce qu'elle montre les alternatives par lesquelles passe la contractilité électrique ; je la considère comme très-importante, parce qu'elle concorde tout à fait avec ce que j'ai observé de mon côté.

Obs. VIII. — Marcus W..., âgé de dix-huit ans, garçon menuisier, fut atteint le 3 novembre 1863, à la suite d'un refroidissement, d'une paralysie rhumatismale du nerf facial gauche. Trois semaines après, il se présenta à la clinique du docteur Ziemssen, qui constata une paralysie complète de tous les rameaux du nerf facial ; la luette est légèrement déviée.

La sensibilité paraît être exagérée du côté gauche, car les courants galvaniques, de même que les courants d'induction, déterminent plus de douleur à gauche qu'à droite.

Le courant induit, localisé sur tous les muscles et sur tous les rameaux du nerf facial de la moitié paralysée du visage, ne donne pas la moindre contraction, même avec des courants très-forts.

______

(1) Ziemssen, *Die Electricitæt in der Medicin*, Berlin, 1866, p. 77. Cité par MM. Onimus et Legros, p. 573.

Le courant de la pile, localisé sur les muscles, ou appliqué sur les rameaux nerveux, donne à chaque interruption des contractions très-fortes ; celles de fermeture sont plus prononcées que celles d'ouverture.

Pendant les douze premières séances, on constate que les contractions des muscles du côté sain ne sont jamais aussi fortes que celles du côté paralysé. Un courant de six à huit éléments de l'appareil Sthorer ne détermine aucune contraction du côté sain, tandis que ce courant produit la contraction des muscles paralysés. En augmentant l'intensité du courant, on finit par obtenir de faibles contractions du côté sain ; mais ce même courant détermine des contractions très-fortes du côté paralysé.

L'application du courant de la pile ne change en rien l'état d'excitabilité des muscles paralysés par les courants induits, et ceux-ci ne parviennent jamais à les faire contracter. De plus, on n'obtient aucune contraction en employant des courants induits à interruptions très-lentes.

Aussi longtemps que les muscles du côté paralysé ne se contractent pas sous l'influence du courant induit ou de la volonté, l'excitabilité par les courants de la pile est augmentée. Mais, peu à peu la paupière supérieure et le muscle zygomatique paraissent obéir légèrement à l'action de la volonté, et, en même temps, on détermine une légère contraction en électrisant ces muscles avec des courants d'induction.

Au bout de dix semaines, la déviation du visage est moins prononcée, et, en même temps, l'excitabilité des muscles sous l'influence des courants de la pile est de beaucoup diminuée.

Au bout de quatorze à seize semaines, on n'observe plus aucune déviation du visage pendant l'état de repos. Ce n'est que dans le jeu de la physionomie qu'on distingue encore des différences de contraction entre le côté sain et le côté paralysé.

Le courant de la pile employé primitivement ne donne plus de contractions.

Au lieu de six éléments, il faut en employer vingt-quatre pour obtenir des contractions ; enfin la guérison devient complète, et, à ce moment, ni les courants de la pile ni les courants induits ne peuvent provoquer de contraction. Mais, quelques mois plus tard, les courants d'induction provoquent des contractions dans tous les muscles du côté du visage qui avaient auparavant été paralysés. Les courants de la pile assez intenses ne produisent que de très-faibles contractions, c'est-à-dire le contraire de ce qui avait lieu au moment de la paralysie.

MM. Onimus et Legros rapportent dans leur livre une observation où cette différence d'excitabilité par la galvanisation et la faradisation existait également.

Obs. IX. — M. F..., marchand, avait pendant une nuit laissé
ouverte une des fenêtres de sa chambre à coucher (juin 1867). Le
lendemain matin, il se réveille avec toute la moitié droite de la
figure complétement paralysée. La bouche est déviée fortement du
côté gauche, tout mouvement dans les muscles de la joue droite
est impossible ; il ne peut ni souffler ni siffler : quand il mange, il
est obligé à chaque instant de ramener les aliments vers la joue
gauche en se servant de ses doigts : il ne peut fermer les paupières.
La sensibilité est très-bien conservée. Electrisés avec un courant de
la pile très-faible (dix éléments de Remak), tous les muscles de la
face du côté paralysé se contractent parfaitement. Les courants
d'induction, au contraire, ne déterminent aucune contraction. (Onimus et Legros, *Traité d'électricité médicale*, 1872 p. 577.)

En voici un autre exemple qui appartient au docteur Neumann.

Obs. X. — Un homme de soixante ans est atteint d'une paralysie
faciale rhumatismale, qui, dans les premiers jours, est accompagnée
de douleurs très violentes. Pendant un mois et demi, les courants
induits furent employés tous les jours et sans succès. Neumann
employa alors les courants continus, qui produisirent une amélioration très-grande. Avec le rétablissement de l'action de la volonté
apparurent de nouveau de légères contractions sous l'influence
des courants induits, mais elles étaient toujours plus faibles que du
côté sain.

Les courants continus déterminent des contractions beaucoup
plus prononcées du côté paralysé que du côté sain. Avec six éléments Remak, on provoque des contractions des muscles paralysés,
tandis qu'il faut dix à douze éléments pour faire contracter les
muscles sains. (*In* Onimus et Legros. p. 590.)

Obs. XI. — Le docteur B.-A. Erdmann (1) a observé un cas de
paralysie faciale chez un malade qui déjà, un an auparavant, avait
été atteint d'une paralysie semblable de l'autre côté du visage et

(1) *Beiträge zur Electrotherapie, Archiv fur klinische Medizin*, III-4, p. 323,
1867. — *Schmidt's Jahr.*, 1867, t IV, p. 86.

en avait été guéri par l'application des courants d'induction. Cette seconde paralysie présenta des phénomènes remarquables. Pendant les douze premiers jours, les muscles restèrent excitables par la faradisation ; mais cette excitabilité tomba tout à coup ; on essaya de faibles courants galvaniques qui ne provoquèrent pas plus de contractions que du côté sain ; mais peu à peu l'excitabilité à la galvanisation se montra.

Pendant trois mois on employa les courants galvaniques interrompus sans grand résultat. Il n'y avait toujours pas de mouvements volontaires.

Deux mois après on fit une pause de plusieurs semaines ; il se fit de l'inflammation avec rougeur dans la région paralysée et la forme du visage s'améliora, la contractilité à la faradisation reparut dans quelques muscles, en même temps qu'une faible action de la volonté.

Les courants constants donnaient à peu près les mêmes secousses du côté paralysé que du côté sain, aussi bien par l'excitation directe que par l'excitation indirecte ; plus tard l'excitation indirecte eut plus d'action.

Trois mois plus tard, les muscles avaient recouvré leur contractilité volontaire et se contractaient promptement sous l'influence de la faradisation, et surtout plus énergiquement que par la galvanisation, qui n'agissait guère plus d'un côté que de l'autre. La tonicité musculaire de la bouche était encore insuffisante. Vingt mois après le début de la paralysie, les muscles réagissaient sous l'influence des deux électricités.

D'après ce que nous venons de voir, la contractilité des muscles de la face atteinte par la paralysie rhumatismale du nerf facial subirait les altérations suivantes :

Premier degré.

1° Pendant la première semaine, la tonicité musculaire est affaiblie, les traits sont déviés ;

2° Les contractions volontaires sont plus ou moins abolies ; elles peuvent l'être complétement ;

3° L'excitation de la contractilité peut être mise en jeu soit par la faradisation, soit par la galvanisation ;

4° La sensibilité musculaire est souvent accrue.

Ces troubles de la contractilité déterminent la forme légère ou le premier degré de la paralysie.

Deuxième degré.

1° La tonicité musculaire est perdue, les traits sont déviés ;

2° Les contractions volontaires sont très-faibles ou nulles ;

3° L'excitabilité des muscles par la faradisation est très-affaiblie ou abolie. Les courants qui font contracter les muscles sains ne sont plus capables de faire contracter les muscles paralysés ;

4° L'excitabilité des muscles par la galvanisation (courants de la pile interrompus) est augmentée et l'on provoque, à la fermeture comme à la rupture des courants, des contractions musculaires qu'on ne peut obtenir que d'une manière très-faible et à peine sensible du côté sain ;

5° La sensibilité musculaire est très-affaiblie.

Lorsque cette paralysie guérit, les fonctions se rétablissent dans un autre ordre.

1° La contractilité provoquée par la galvanisation faiblit de jour en jour ;

2° Les contractions volontaires reparaissent peu à peu alors que la contractilité est peu mise en jeu par la faradisation ;

3° La contractilité sous l'influence de la faradisation reparaît en dernier lieu.

Les propriétés physiologiques reviennent donc en suivant un ordre sensiblement inversé de celui qu'elles suivent alors que la maladie est dans la période d'augmentation.

Le passage de la première période à la seconde n'est pas brusque, il se fait d'une manière insensible ; et si l'on arrive au commencement de la seconde période, le traitement par la galvanisation peut guérir le malade en très-peu de temps.

Voici une observation de ce genre prise sur un malade que j'ai guéri, à l'hôpital Saint-Louis, il y a trois ans.

Obs. XII. — Auguste V. L..., âgé de trente-six ans, employé du chemin de fer du Nord, est entré dans mon service le 19 janvier 1870, à l'hôpital Saint-Louis, salle Napoléon.

Cet homme, d'une constitution athlétique et qui n'a jamais été malade de sa vie, s'aperçoit, le 10 janvier, que ses aliments s'accumulent du côté droit de la bouche entre les dents et la joue, et qu'il est obligé de les ramener avec les doigts. Néanmoins il continue à travailler toute la journée, sans s'en préoccuper davantage. Ce n'est que le lendemain qu'un de ses camarades remarque la déviation de son visage et lui en fait l'observation.

Pendant huit jours, le malade se fait traiter par un pharmacien, qui lui fait faire des onctions avec de l'huile de camomille camphrée. Voyant qu'il ne gagne rien, il se décide à entrer à l'hôpital.

Je constate d'abord la perte de la tonicité musculaire, caractérisée par l'entraînement des traits du côté gauche, l'effacement des plis du front et l'épiphora.

La contractilité volontaire est éteinte, le malade ne peut remuer le sourcil, il ne peut fermer l'œil. Il ne peut ni siffler, ni souffler, ni cracher. La prononciation des consonnes labiales est très-atteinte. L'aile du nez suit passivement les mouvements d'inspiration et d'expiration. La sensibilité est intacte.

A ce moment, la paralysie date de quinze jours, la contractilité faradique est abolie à peu près complétement dans les muscles.

La galvanisation par un appareil à courant continu de Gaiffe, composé de petits éléments de Varen de la Rue au chlorure d'argent, permet de faire contracter les muscles à la fermeture et un peu à la rupture des courants.

Je traite le malade par les courants continus de la manière suivante : je fais passer chaque jour, pendant quinze minutes, un courant constant fourni par vingt éléments de la pile de Gaiffe ; l'électrode négative est placée sur le nerf facial, à son passage au travers de la branche montante du maxillaire. L'électrode positive est placée sur le côté droit de la poitrine (méthode unipolaire de Remak) pour obtenir une action sur la périphérie du nerf moteur.

Au bout de trois séances, la faradisation avait recouvré le pouvoir de faire contracter les muscles, et après quinze séances, le malade, complétement guéri, quittait l'hôpital, le 20 février.

A cette période de la maladie, où la contractilité peut être encore un peu excitée par la faradisation, il faut, à l'exemple de M. Duchenne, se servir de l'extra-courant, c'est-à-dire du courant d'induction fourni par le plus gros fil. Ce courant, ainsi que je l'ai déjà dit, agit plus vigoureusement sur la sensibilité musculaire que celui du fil fin, et il a bien assez de tension pour traverser les muscles superficiels. C'était ce courant qu'employait M. Duchenne, de Boulogne, et il a guéri par ce procédé un grand nombre de malades. Il ne faut pas l'oublier, comme le font les partisans exclusifs de la galvanisation, car, en refusant de reconnaître à une méthode ce qu'elle a produit au vu et au su de tous, on risquerait plutôt de compromettre la nouvelle méthode qu'on propose. C'est ce qui est arrivé du reste à Remak et à ses successeurs.

on peut encore guérir ces mêmes malades par ce qu'on appelle, dans les appareils à induction de Legendre et Morin, de Gaiffe et de Ruhmkorff, la somme des deux courants, qui est un extra-courant additionné.

Mon cher maître et ami M. le professeur Tardieu s'est trouvé dans ce cas l'année dernière. Il n'a été traité par l'électricité que le dix-neuvième jour d'une paralysie rhumatismale, qu'on a combattue d'abord par des ventouses et des vésicatoires. Néanmoins la contractilité électrique s'est bientôt accrue, et il a parfaitement guéri par cet extra-courant complexe fourni par un appareil de Legendre et Morin, manié avec beaucoup d'habileté par le docteur Boudelin.

Bénédict préfère, en pareil cas, faire alterner la galvanisation avec la faradisation. Le plus sage, en somme, est d'agir sur les muscles par le genre d'électricité auquel ils se montrent sensibles, et de même que dans les premiers temps il y a avantage à se servir de la faradisation, il faut plus tard préférer la galvanisation. Mais, à propos de la galvanisation, il est nécessaire de faire cesser une erreur de langage que les partisans de la galvanisation ont répandue à plaisir. Il faut absolument réserver le nom de *courant continu* à des courants qui ont une certaine durée, et bien qu'on emploie des appareils à courants continus, si l'on interrompt à chaque instant le circuit pour n'utiliser que la fermeture et la rupture de courants, il ne faut pas dire qu'on agit par des courants continus, parce qu'on établit une confusion déplorable. Quand j'ai entendu dire pour la première fois qu'on obtenait, dans la paralysie rhumatismale de la face, des contractions par les courants continus, j'ai dû croire à une erreur des électriciens qui l'affirmaient, car, dans cette application, je n'obtenais de contraction que lors de la fermeture ou de l'ouverture du courant, et rien pendant le passage du courant. Je n'obtenais et je n'obtiens encore de contraction qu'avec un courant interrompu et non avec un courant continu. Il faut donc absolument renoncer à dire qu'en pareil cas on obtient des contractions par un courant continu, terme destiné à tromper tout le monde; c'est pourquoi j'ai choisi le terme d'*excitation galvanique*, qui me paraît très-convenable.

Il faut bien remarquer, du reste, qu'il y a entre le courant interrompu et le courant continu la même différence qu'on reconnaît en thérapeutique générale entre les excitants et les toniques.

Le courant interrompu agit comme les excitants, c'est-à-dire qu'il met en jeu une force préexistante et par conséquent la dépense, comme la marche est une dépense pour la fonction de locomotion.

Le courant continu, au contraire, ne détermine pas au moment de son passage de dépense de force, mais il fournit à l'organe cette même force qui pourra être mise en jeu par la volonté ou les excitants. C'est, comme on le voit, un tonique, et cette division des forces faite par Barthez, des forces en acte et des forces en puissance, reste toujours une des plus belles applications des notions des forces physiques à la connaissance des forces vitales, et, remarquons-le bien, la contractilité des muscles, surtout la contractilité volontaire, est une force vitale au premier chef.

D'où provient cette différence de réaction des muscles à la faradisation et à la galvanisation? Cela tient-il à un état de la nutrition des muscles?

Le docteur Bœrwinkel (1), qui s'est posé cette question, a fait pour la résoudre l'expérience suivante :

Il a curarisé des grenouilles et il a constaté que leurs muscles restaient sensibles à la faradisation comme à la galvanisation ; et jusqu'à ce que le muscle fût détruit, les deux excitants agissaient de même ; peut-être même la faradisation a-t-elle mieux conservé son action que la galvanisation.

Il a donc été impossible de reproduire expérimentalement cet état pathologique de la contractilité vis-à-vis de ces deux différents modes d'électrisation. Le champ reste ouvert aux hypothèses.

Cet état particulier de la contractilité n'est pourtant pas spécial à la paralysie faciale rhumatismale ; il existe aussi dans la paralysie faciale traumatique ; Brückner l'a observé dans des atrophies musculaires graisseuses.

On peut se demander quelle est la condition différente dans ces deux modes d'électrisation qui peut expliquer cette altération de la contractilité.

Cela tient-il à ce que les courants induits ordinaires se succèdent dans des sens opposés? Cela n'est pas probable, car l'alternance de la direction des courants est une bonne condition pour mettre en jeu la contractilité musculaire.

Ce qui prouve que la cause n'est pas là, c'est que l'extra-courant, qui se compose de courants induits successifs et du même sens,

(1) *Zur Casuistik der doppelseitigen Faciallœhmungen, besonders mit Rucksicht auf das electrische Verhalten der Faciallœhmungen überhaupt* (*Archiv der Heilkunde;* VIII, 1, p. 71, 1867). — *Schmidt's Jahr.*, 1867, t. IV, p. 23.

n'agit pas aussi énergiquement que les courants de la pile, bien que son action sur la sensibilité musculaire soit beaucoup plus grande.

Faut-il faire entrer en ligne de compte que les intermittences sont beaucoup plus fréquentes dans la faradisation que dans la galvanisation ?

A cette question il faut encore répondre négativement.

Il faut donc conclure que dans la paralysie il faut surtout augmenter la quantité d'électricité qui est fournie, et la tension n'a plus besoin d'être aussi grande.

J'ai distingué plus haut la tonicité musculaire de la contractilité volontaire et j'ai montré comment dans la convalescence d'une paralysie faciale légère ces deux fonctions se montrent distinctes. Or il arrive que dans les paralysies faciales graves ces deux fonctions ne sont pas toujours atteintes au même degré. La tonicité peut être faiblement atteinte ; alors il n'y a presque pas de déviation des traits au repos, et cependant la contractilité volontaire est abolie complétement, car le malade ne peut exécuter aucun mouvement.

Ce fait s'est présenté à mon observation dans le cas suivant :

Obs. XIII. — W..... (Adolphe), âgé de cinquante ans, est entré à l'hôpital de la Charité, service de M. Pidoux, salle Saint-Félix, n° 16, le 14 mars 1873, atteint d'une paralysie faciale complète de nature rhumatismale.

Le malade, qui est tailleur, raconte que, le 10 janvier, il travaillait à côté d'une fenêtre ouverte, lorsqu'on a ouvert la porte, et qu'il a été pris subitement d'une gêne des mouvements de la face. Il est allé aussitôt chez les voisins, qui ont constaté la déviation des traits vers la droite.

Un mois après le début de sa maladie, il est entré une première fois à l'Hôtel-Dieu le 13 février, les traitements qu'il avait subis jusque-là (vésicatoires, frictions, etc.) n'ayant amené aucun résultat.

A ce moment il a été placé salle Saint-Julien, n° 22 *bis*, où il a été soumis à l'électrisation par un appareil d'induction.

Il n'a été faradisé que pendant six séances et il a observé pendant ce traitement que la faradisation n'amenait aucune contraction des muscles de la face. Il a quitté l'Hôtel-Dieu au bout d'un mois, le 13 mars, n'ayant rien gagné.

Il s'est présenté le lendemain matin à l'hôpital de la Charité.

on [?] a tenté de nouveau de les traiter par la faradisation. Mais,
les muscles n'étant plus excitables à l'excitation produite par ce
procédé, M. Pidoux m'a prié de soumettre ce malade à l'action des
courants galvaniques.

Je vais voir le malade pour la première fois le 4 avril et je
constate que les muscles ne se contractent pas sous l'influence d'un
petit appareil d'induction de Ruhmkorff, mais que l'on obtient au
contraire des contractions dans les muscles paralysés en se servant
d'un appareil de Gaiffe dit *à courants continus.* Ces contractions
musculaires ne se montrent pas pendant le passage du courant,
mais seulement à la fermeture et à l'ouverture; en un mot, je
constate que les muscles sont excitables non par des courants continus, mais par l'excitation galvanique, c'est-à-dire à l'ouverture
et à la fermeture des courants d'une pile dont les éléments sont
réunis en tension.

Les contractions fournies par l'appareil de Gaiffe étant très-faibles,
je fais venir le malade le lendemain dans mon cabinet pour le
soumettre aux effets d'un puissant appareil de Siemens et Halske
plus connu sous le nom d'*appareil de Remak.*

Cet homme est dans l'état suivant :

La paralysie faciale siége du côté gauche, elle est complète. Tous
les muscles du visage sont atteints, y compris l'orbiculaire palpébral.
Le muscle de Horner est paralysé ; le point lacrymal inférieur est
entraîné en dehors, ne plonge plus dans le sac lacrymal et les
larmes s'écoulent sur la joue. Le goût ne paraît pas atteint, mais le
sujet n'est pas de ceux qui analysent beaucoup ces sortes de sensations. Il a noté, cependant, du côté du tympan, un peu d'obscurité
pour les sons ordinaires et une impression désagréable produite par
les sons aigus et bruyants.

Mais il est encore un autre phénomène qu'il faut indiquer et
qu'on n'indique pas ordinairement, c'est celui-ci :

Quand le malade est au repos, les plis du visage sont effacés et
l'œil trop ouvert ; mais on n'observe presque pas de déviation des
traits. La commissure labiale est seulement un peu abaissée et entraînée du côté opposé. Cet entraînement est plus marqué sur la
lèvre inférieure que sur la lèvre supérieure. On peut donc dire que
cette faible déviation des traits indique que les muscles de la face
n'ont pas perdu toute leur tonicité. D'autre part, si l'on fait parler
ou rire le malade, la déviation des traits augmente singulièrement.
C'est donc surtout dans la mimique du visage que les traits se dé-
forment. Or c'est là ce qu'on observe, en général, dans une para-

lysie en voie de guérison, lorsqu'on a rétabli la tonicité musculaire. Le malade, au repos, n'offre presque rien d'appréciable; mais, quand il veut exécuter des mouvements volontaires, alors la déformation s'accuse. Il faut noter, au contraire, cette différence entre la tonicité musculaire et la contractilité volontaire; car la conservation de la tonicité malgré la paralysie est un symptôme de bon augure.

Si l'on examine le malade au point de vue de la manière dont il réagit aux effets de l'électricité, on s'aperçoit facilement que la contractilité provoquée par la faradisation fait complétement défaut, qu'on emploie les courants du premier fil, c'est-à-dire l'extra-courant, ou les courants induits du deuxième fil, tandis qu'elle est conservée intacte du côté sain. C'est là ce qu'avait indiqué très-justement M. Duchenne, de Boulogne, dans toutes les paralysies faciales périphériques qui sont restées un ou deux septénaires sans avoir été traitées par l'électricité. Mais, tandis que le malade se montre insensible à l'excitation faradique, il est au contraire sensible à la contractilité provoquée par l'excitation galvanique. Vingt éléments de l'appareil de Remak provoquent, à la fermeture et à la rupture des courants, des contractions très-énergiques. Il y a toutefois une différence suivant la manière de procéder. Quand on applique, d'une part, une électrode positive sur le tronc du nerf à son passage dans la parotide et le pôle négatif sur différents muscles, on provoque des contractions localisées dans ces muscles, tant à la fermeture qu'à la rupture, et les contractions de fermeture sont plus intenses que celles de rupture. En même temps, la douleur produite par la secousse est légère et la salive s'écoule abondamment dans la bouche.

Si, au contraire, c'est le pôle négatif qu'on met sur le tronc du nerf et le positif sur les branches périphériques, on obtient encore des contractions à la fermeture et à l'ouverture, mais ces contractions ne sont pas en tout semblables aux précédentes. On observe bien, comme dans le cas précédent, que les contractions de fermeture sont plus fortes que les contractions de rupture et que la salive s'écoule pendant le passage du courant; mais ces contractions sont beaucoup plus énergiques, et surtout les secousses sont beaucoup plus douloureuses.

Il ne suffit pas de dire que dans cet examen la contractilité musculaire produite par le galvanisme est conservée, il faut dire qu'elle est exagérée, car l'application galvanique faite exactement de la même manière du côté opposé ne provoque que peu ou même pas de contractions.

On observe, en outre, qu'à mesure que les muscles gagnent en tonicité et que les plis du visage se prononcent, la contractilité galvanique diminue. Dans le cas présent, les muscles qui ont recouvré le plus rapidement leur tonicité normale sont le buccinateur et les zygomatiques, si bien qu'au bout de deux séances l'angle de la bouche avait repris sensiblement sa position normale.

A la fin de chaque séance, on a pu constater que la galvanisation interrompue a produit la contraction musculaire à la fermeture et à la rupture des courants et que ces contractions sont plus régulières lorsque c'est le pôle négatif qui a été mis au niveau des muscles qu'on a fait contracter, car on fait toujours, par ce moyen, de l'électrisation localisée. On constate, en outre, que par ce procédé on a moins provoqué de douleur.

Enfin on constate à chaque excitation l'afflux de la salive et à la fin de la séance on voit également qu'on a agi sur les nerfs vasomoteurs, car toute la région qui a été électrisée est injectée.

Au bout de dix séances de l'application de courants labiles, on observe que la tonicité des muscles zygomatique et buccinateur a augmenté les plis du visage, et particulièrement le pli naso-labial a beaucoup gagné, ainsi que les plis formés par la tonicité de l'orbiculaire et du frontal.

Au bout de trente séances, le muscle de Horner a retrouvé sa tonicité et l'angle de l'œil a repris sa forme, l'épiphora a beaucoup diminué ; mais le sourcilier et le triangulaire des lèvres ont peu gagné. C'est aussi dans ce dernier muscle que la contractilité galvanique persiste, tandis qu'elle est très-affaiblie dans les muscles zygomatiques et élévateurs de la lèvre ; le muscle sourcilier est encore bien peu avancé, mais la diminution de la contractilité électrique fait supposer que le mouvement ne tardera pas à reparaître.

Le 17 juillet, au bout de quarante séances, le malade est dans l'état suivant :

La tonicité musculaire est intacte dans les muscles élévateurs de la lèvre supérieure et de l'orbiculaire, le muscle de Horner, etc.

Elle n'est pas encore recouvrée dans le sourcilier et la moitié inférieure gauche de l'orbiculaire des lèvres.

Les mouvements volontaires augmentent peu à peu.

La contractilité faradique commence à revenir ; on peut donc dire que ce malade est en bonne voie de guérison.

Le traitement continue.

En résumé, pour le traitement du second degré de la paralysie faciale, la pratique qui tend à se répandre de plus en plus consiste à préférer la galvanisation. Mais comment doit-on appliquer cette galvanisation? Faut-il produire par des courants interrompus des secousses dans les muscles? Faut-il, au contraire, appliquer des courants constants, c'est-à-dire des courants réellement continus, ou bien se servira-t-on des courants labiles de Remak, qui sont des courants d'intensité très-variable et sont presque des courants interrompus?

A voir le peu de détails que les électriciens donnent de leur mode opératoire, il semblerait que chacun tient à conserver le secret de son procédé. Le plus ordinairement ils se bornent à dire qu'ils ont guéri leurs malades par telle méthode, et en général ils ne citent que leurs propres succès, ne parlant pas de ceux que leurs confrères ont obtenus par d'autres procédés. Ce reproche, je l'adresse bien plus aux électriciens étrangers qu'aux Français, et l'on peut voir dans un ouvrage récent, publié par un physiologiste russe, M. Cyon, ce qu'on pense, même en Allemagne, de cette manière de faire (1).

Galvanisation par les courants constants. — Remak, qui le premier a su réellement tirer parti de la galvanisation, s'est préoccupé d'avoir des appareils qui pussent donner non-seulement des courants continus, mais encore des courants dont l'intensité fût constamment la même. En effet, l'on peut considérer les courants interrompus à intermittences rapides comme constituant des courants d'intensité variable, allant de 0 degré au maximum. D'autre part, le courant continu qui subit de grandes variations d'intensité a beau être un courant continu, il se rapprochera singulièrement des courants interrompus.

Il résulte de cette observation de Remak que, si l'on veut faire la galvanisation par des courants continus, et surtout par des courants constants, il faudra choisir certains appareils. Il n'y en a pas qui réalise cet idéal d'une intensité qui ne varie pas, mais il y en a dont l'action se soutient d'une manière beaucoup plus régulière, et ce sont ceux-là qu'il faut choisir.

Il faudra avoir des éléments nombreux réunis par leurs pôles opposés.

D'après la loi de Ohm, les éléments ainsi réunis donnent une plus grande tension au courant dans le circuit extérieur à la pile, tension qui se mesure par le nombre d'éléments, tandis que le pou-

(1) *Principes d'électrothérapie,* Paris, 1873.

toire chimique reste faible et ne détermine pas de cautérisation au niveau des électrodes, pour peu qu'elles soient recouvertes d'un linge mouillé.

Il faut faire une remarque à ce sujet : le plus ordinairement on se sert de petits éléments, qui paraissent suffisants, puisqu'il n'est pas nécessaire d'avoir de grandes quantités d'électricité. C'est sur ce principe que sont construits bien des appareils, et en particulier l'appareil de Gaiffe. Ce n'est pas une bonne méthode, parce que ces petits éléments, devant fournir proportionnellement une forte quantité d'électricité, marcheront d'une manière très-irrégulière et donneront des courants d'intensité très-variable. Cet inconvénient est d'autant plus marqué qu'un médecin ne se sert guère de son appareil d'une manière constante, et qu'il désire le voir marcher aussitôt qu'il trouve l'occasion de l'employer.

Il vaut donc beaucoup mieux pour la galvanisation avoir de grands éléments à action lente, de manière à ne demander à chaque élément qu'un travail restreint relativement à ses dimensions.

Le meilleur élément pour cet usage est l'élément de Daniell ou de Callau. Siemens et Halske lui ont fait subir une modification précieuse qui en rend l'entretien plus facile et contribue par là à rendre l'action plus régulière.

L'appareil que je préfère est celui de Siemens et Halske, connu en France sous le nom d'*appareil de Remak*, bien qu'il ne soit pas sans défaut.

Quelle est donc l'influence du courant constant et comment doit-on l'appliquer ?

Cet appareil est très-coûteux : il revient à 1 000 francs quand il est mis en place et prêt à fonctionner, et l'on comprend que beaucoup de praticiens renoncent à se le procurer. En outre, il n'est pas transportable et ne peut servir que dans le cabinet. Ces deux considérations expliquent comment l'emploi de la galvanisation est restreint. Mais voici le moyen d'y remédier.

Mon but principal en publiant ce travail est d'arriver à ce que la pratique de l'électricité, et en particulier de la galvanisation, ne soit plus réservée à quelques spécialistes et puisse être utilisée par les médecins comme le quinquina et l'huile de foie de morue. Aussi ai-je eu soin d'entrer dans tous les détails du procédé opératoire. Restent deux difficultés à surmonter, le prix de l'appareil et la longue durée du traitement. Voici comment ces deux problèmes sont résolus :

(1) Principes d'électrothérapie, Paris, 1875.

On trouve dans le commerce, et en particulier chez MM. Trouvé, Gaiffe, etc., de petits éléments qu'on a pu mettre à bas prix, depuis 75 centimes.

On fait acheter au malade quinze à vingt-cinq éléments semblables, suivant les besoins, plus deux fils et deux électrodes. L'appareil est ainsi peu coûteux relativement à la durée de la médication, et comme il est installé chez le malade, il n'y a pas à le déplacer pour le traitement.

Cela fait, je marque à l'encre une croix sur l'électrode positive et une barre sur l'électrode négative, puis je fais sur la peau du malade une croix au point où sera appliquée la croix du pôle positif et une barre au point où sera appliquée la barre du pôle négatif. Je prescris alors à l'un des parents du malade d'appliquer les électrodes chaque jour pendant un quart d'heure ou plus, et je viens voir de temps en temps le malade pour juger quelles modifications doit subir le traitement. Rien n'est facile comme de diminuer ou d'augmenter le nombre des éléments de la pile.

Je suis donc arrivé, par ce procédé, à mettre l'électrisation entre les mains des praticiens comme tout autre remède. Il n'y a plus de cette manière de dépense ou de perte de temps qui arrête le praticien comme le malade. Si j'obtiens ce résultat, nous verrons l'expérience de tous donner à cet agent thérapeutique une impulsion qui en rendra les progrès bien autrement rapides qu'ils n'ont été jusqu'à ce jour.

Revenons au courant constant ; comment doit-on l'appliquer ?

Le premier procédé, le plus simple, consiste à placer les électrodes sur des points déterminés et à les laisser en place sans les bouger. C'est la méthode que Remak a nommée celle des courants *stabiles* et que nous appellerons *stables*.

Il faut déterminer ensuite à quelle place on devra poser chacune de ces électrodes, la positive et la négative.

Lorsqu'on fait passer à travers des nerfs et des muscles un courant, non-seulement continu, mais d'une tension constamment uniforme, à part l'excitation qui se montre au moment de la fermeture du circuit, il ne se produit rien d'apparent au premier abord et l'on n'est guère assuré que le courant passe que parce qu'on observe en même temps le déplacement de l'aiguille du galvanomètre. Il faut, pour savoir ce qui se passe, se rapporter aux expériences qui ont été faites par les physiologistes.

Ritter avait déjà remarqué, que lorsqu'on prend dans une main l'électrode positive et dans l'autre main l'électrode négative, il semble que du côté où le courant est ascendant la contractilité et l'excitabilité des muscles augmentent, tandis qu'elles diminuent du côté où le courant est descendant.

Marianini avait donné comme loi que le courant ascendant excite les nerfs moteurs et que le courant descendant excite au contraire les nerfs sensibles. Il s'ensuit donc que, si l'on se conformait à la loi de Marianini l'on devrait faire passer dans le nerf facial un courant centripète.

Mais dans tous ces cas on a jugé de l'excitabilité du nerf par l'énergie de la contraction qui se produit au moment de la fermeture ou au moment de la rupture du courant. Par conséquent, ces résultats sont en somme bien plus applicables à la galvanisation par les courants interrompus qu'à l'électrisation par les courants continus.

Dubois-Reymond a donné des résultats qui nous sont plus applicables. Il a montré qu'un nerf parcouru dans sa longueur par un courant électrique acquiert dans toute son étendue des qualités électromotrices nouvelles. Si le courant qu'on fait passer dans le nerf est de même sens que le courant nerveux, ce dernier se trouve renforcé par le premier, c'est là ce qu'il a appelé *la phase positive* de l'électrotonus. Si le courant passe au contraire dans un sens opposé à celui du nerf, l'intensité du courant nerveux diminue. On a alors *la phase négative* de l'électrotonus.

Cette modification de l'action nerveuse persiste autant que dure le passage du courant, jusqu'à ce que le nerf dépérisse. Tout cela est indépendant de l'excitation qui se produit au moment de la fermeture comme au moment de la rupture du courant.

Mais, indépendamment de cette action du courant dans toute l'étendue de son parcours, il se passe quelque chose de spécial à chacun des deux pôles.

' *Différence d'action des deux pôles.* — Nous avons vu déjà qu'il n'est pas indifférent que le courant électrique traverse un organe dans un sens ou dans l'autre. Il faut ajouter à cela que les effets varient encore suivant la longueur de l'espace parcouru. En un mot, il se produit à chaque pôle certains phénomènes particuliers à chacun d'eux. Si les deux pôles sont éloignés l'un de l'autre, ces effets se confondent avec ceux que produit le passage du courant; mais si les deux électrodes sont très-éloignées, les phénomènes dont je veux parler deviennent manifestes.

Lorsqu'on fait passer un courant d'une certaine durée, et si les deux électrodes sont placées sur deux points symétriques de telle manière que leur constitution anatomique soit la même, on ne pourra attribuer qu'à la différence des pôles les phénomènes diffé·rents qu'on observe au point de chaque électrode.

Il y a déjà longtemps, c'est-à-dire depuis le commencement du siècle, qu'on a remarqué que, pour peu que le passage du courant ait une certaine durée, les malades désignent le pôle zinc ou néga-tif comme étant le plus douloureux, et quand on retire les électrodes, c'est au pôle zinc qu'on observe aussi les lésions de la peau les plus accusées.

Souvent la lésion se borne à de la rougeur, et cette coloration, qui est limitée à la surface couverte par l'électrode, n'a pas la même intensité dans tous ses points, mais elle forme des espèces de plaques.

D'autres fois, avant ou sans la rougeur, on observe la chair de poule, c'est-à-dire la contraction du derme formant des petites saill-lies qui ont à leur sommet l'orifice d'un follicule pileux. D'autres fois ces contractions sont moins régulières et ont tout à fait l'aspect de l'urticaire.

D'autres fois encore l'action électrolytique produit une irritation plus intense ; on observe alors soit des petites phlyctènes, soit des eschares grises superficielles. Quand on a soin d'opérer comme cela est prescrit, c'est-à-dire avec des électrodes de zinc ou de charbon recouvertes d'un linge ou d'une peau mouillée, la cautérisation ne va pas plus loin et l'on en est quitte la plupart du temps pour une sorte d'eschare épidermique ; mais autrefois, alors qu'on mettait la peau du malade en contact avec les métaux eux-mêmes, on avait souvent des cautérisations très-profondes, comme celles qu'on ob-tient maintenant avec le galvanocautère.

Aujourd'hui qu'on est mieux éclairé, on ne fait plus de ces cau-térisations involontaires.

La différence d'action des deux pôles ne se borne pas à ce qu'on constate sur la peau. Au pôle négatif l'excitabilité musculaire s'ac-croît ; au pôle positif cette excitabilité musculaire diminue.

Il résulte donc de ces données que, si l'on veut une galvanisation convenable par des courants continus, on se mettra dans les meil-leures conditions en plaçant le pôle positif sur le tronc du nerf, à la sortie de la parotide, et c'est ainsi que j'opère ordinairement, ou bien sur l'apophyse mastoïde, comme le font les Allemands, et Bé-nédict en particulier.

Le pôle négatif se place au contraire sur le muscle qu'on veut gal-vaniser, et au point de l'immergence de son nerf moteur, point qu'on établit en consultant les atlas qui représentent le système nerveux des muscles.

Remak est convaincu que l'on agit en pareil cas bien moins par l'action du courant que par la présence du pôle négatif, de sorte que pour lui il suffit de placer le pôle négatif à l'immergence du nerf dans le muscle; on peut ensuite placer le pôle positif à peu près n'importe où et surtout assez loin du pôle négatif. C'est là le procédé auquel il a donné le nom de *méthode unipolaire* de galvanothérapie. Il y a beaucoup de vrai dans cette assertion et j'y reviendrai en parlant de la galvanisation par les courants interrompus.

Cette manière de voir de Remak a été confirmée par les recherches d'Eulenbourg, qui est arrivé aux conclusions suivantes :

Lorsqu'on place les deux électrodes sur le trajet d'un nerf et à une certaine distance l'une de l'autre, non-seulement ce nerf est affecté dans la section qui sépare les deux électrodes, c'est-à-dire la zone intrapolaire, mais encore il éprouve des modifications au-dessus et au-dessous des électrodes dans les zones qui ont été appelées extrapolaires.

Cette action excentrique est d'autant plus énergique que les électrodes sont plus éloignées l'une de l'autre, c'est-à-dire que la zone intrapolaire est plus étendue.

Si donc on place sur un nerf moteur une électrode négative et la positive sur une autre région, le nerf sera modifié jusqu'à sa périphérie comme s'il était parcouru par un courant descendant ou centrifuge; si, au contraire, c'est l'électrode positive qu'on place sur le nerf, on aura l'équivalent d'un courant ascendant ou centripète.

Eulenbourg est donc tout à fait d'accord avec Remak et n'est nullement en contradiction avec Dubois-Reymond.

D'après cette méthode, si l'on veut agir énergiquement sur un muscle de la face, il faut placer le pôle négatif sur le point du muscle où pénètre le rameau du facial, mettre le pôle positif le plus loin possible sur le trajet de ce nerf, et ses effets seront alors d'autant plus intenses que le courant sera plus énergique et qu'il durera plus longtemps.

En opérant de cette manière, on agit moins sur la contractilité des muscles que sur leur tonicité, et si l'on obtient une action musculaire, c'est une contraction tonique, une sorte de contracture faible du muscle. Il faut remarquer, de plus, que la contraction du muscle à fibre striée provoquée par un courant continu est lente et ressemble alors à celle d'un muscle lisse, tandis que la convulsion produite par la galvanisation est brusque; mais il faut procéder avec ménagement, parce que l'on pourrait faire naître, en pareil cas, des contractures, quoi qu'en ait dit Bénédict, On peut surtout dire que ces courants ramènent la tonicité des muscles, font reparaître les sillons normaux du visage et même les rides, redressent la déviation des traits; cette amélioration sera suivie de la contractilité volontaire, puis de la contractilité faradique. Je reviendrai, du reste, sur ce sujet lorsque je parlerai des contractures et des rétractions de la face, car la paralysie faciale est sujette, comme toutes les autres, à ces accidents tardifs de régression.

On voit, par toutes ces données, que le procédé que j'emploie, et qui consiste à placer le pôle négatif sur le muscle au point d'immergence du nerf dans le muscle, et le pôle positif le plus près possible de l'origine du nerf, est tout à fait conforme à ce qu'indique la physiologie expérimentale. L'expérience m'a appris qu'il est très-important de bien placer son pôle négatif, car la zone d'action de ce procédé de galvanisation est très-restreinte, et qu'on fait ainsi de l'électrisation beaucoup plus localisée que par l'induction.

Une dernière condition reste à établir : combien faut-il employer d'éléments de la pile? Cela varie beaucoup avec les différentes piles et pour une même pile. L'expérience m'a appris que la même pile a plus ou moins d'activité à certains jours, suivant qu'elle est bien pleine d'eau ou qu'il s'en est évaporé.

D'autre part, la pile est d'autant plus active qu'elle marche plus souvent ; elle a besoin d'être entraînée. Ainsi, au commencement d'une séance, il faut toujours, pour obtenir un même effet, employer plus d'éléments qu'au milieu de la séance. Si l'on galvanise plusieurs malades de suite, la pile semblera plus active pour le second malade que pour le premier.

Je me guide, en général, sur la sensibilité éprouvée par le malade. Si le pôle négatif n'est pas senti, j'augmente jusqu'à ce que le malade éprouve une certaine chaleur, qu'il sente l'action de l'électrode. Mais je ne vais pas au delà, parce que la douleur n'est pas proportionnelle à l'action exercée sur le muscle et qu'on produirait alors des eschares, qui, pour être très-superficielles et bornées aux couches épidermiques, n'en sont pas moins désagréables.

Est-il nécessaire de faire toujours passer le courant dans le même sens et y aurait-il avantage à faire passer le courant dans un sens opposé d'une manière alternative ?

On doit se le demander, quand on connaît ce fait connu sous le nom des *alternatives de Volta* et qui consiste en ceci : que, lorsqu'un nerf n'est plus sensible à l'action d'un courant, il devient sensible à l'action du courant contraire. Je rappellerai encore ce fait acquis par la télégraphie et dont je dois la connaissance à M. Ruhmkorff : c'est que, lorsqu'un fil télégraphique ne reçoit de dépêches que dans un sens, il devient friable et casse dans la première ou la seconde année, tandis qu'il dure beaucoup plus longtemps s'il reçoit des dépêches dans les deux sens.

J'ai essayé bien des fois sans avantage ces courants alternés, attendu que l'état d'électrotonus qui se produit contrarie ce qu'on obtient par la méthode que j'ai indiquée ; mais on peut y recourir dans le cas où l'on galvanise par des courants interrompus.

Dans la séance de la Société de chirurgie du 20 mars 1872, M. Lefort est venu faire connaître un autre procédé d'électrisation qui lui a réussi dans des cas de paralysie traumatique des nerfs mixtes suivie d'atrophie.

M. Lefort a employé des appareils composés seulement de deux éléments de Callau, n'ayant qu'une faible tension et ne donnant qu'une faible quantité d'électricité. Il a donc utilisé des courants faibles, mais permanents, qu'on laissait en place jour et nuit.

Je n'ai pas employé ce moyen dans les paralysies faciales, mais je suis très-porté à croire qu'il peut être appliqué et je me réserve d'y recourir le cas échéant. Jusqu'ici je ne m'en suis servi que dans des cas de paralysie atrophique de l'enfance et je dois avouer qu'il n'a donné que peu de résultats ; mais il faut dire que rien n'a réussi en pareil cas à refaire les muscles atrophiés.

Le dernier point qui reste à traiter est celui-ci : combien de temps doit durer chaque courant continu et combien de temps doit durer chaque séance d'électrisation?

En général j'opère comme je l'ai vu faire à Remak, en 1865, à l'hôpital de la Charité. J'applique un courant constant pendant une période qui va de deux à cinq minutes ; puis j'interromps, quand le malade éprouve une certaine fatigue, pour placer le pôle négatif sur un autre point que je tiens à modifier. La contraction qui s'établit, en général, au moment de la fermeture m'indique si je suis bien sur le point voulu. Si, au moment où je ferme le courant, je vois se contracter le muscle sur lequel je veux agir, je suis sûr alors que mes électrodes sont bien placées. Je fais en général des séances de dix à quinze minutes.

Quant aux résultats de ce procédé de galvanisation, je suis tout à fait d'accord avec Bénédict ; ce qu'on obtient surtout, c'est l'augmentation de la tonicité musculaire, qui ramène ensuite la contractilité volontaire et, en dernier lieu, la contractilité faradique. Aussi, lorsque, la tonicité étant revenue et le mouvement volontaire rétabli en partie, on voit revenir la contractilité faradique, on accélère la guérison avec la faradisation, qui fait exécuter aux muscles une gymnastique qu'on peut régler et qui est très-salutaire.

Bénédict opère différemment : il fait des séances très-courtes, de deux minutes environ, pendant lesquelles il emploie des courants moyens et rejette les courants énergiques. Il conseille surtout les courants faibles dans les cas de paralysies cérébrales; l'alternance de la galvanisation et de la faradisation lui paraît surtout applicable dans les paralysies suites d'otites; mais il ne dit rien de particulier pour les paralysies rhumatismales.

Il cite, à l'appui de cette opinion, la guérison de cinq paralysies de deuxième degré qui s'est effectuée dans les espaces de temps que voici :

Un cas en cinq semaines ;

Un cas en huit semaines ;

Un cas en dix semaines ;

Un cas en trois mois et demi ;

Un cas en huit mois.

Cette durée n'a rien d'extraordinaire. Ce second degré de la paralysie guérit toujours lentement, surtout lorsqu'au début du traitement la maladie est déjà âgée d'un, de deux ou même de trois mois, comme dans le cas que j'ai rapporté (obs. XIII).

Galvanisation par les courants continus d'intensité variable (courants labiles de Remak). — J'ai déjà fait remarquer que l'action polaire des courants constants se fait sentir dans une zone très-limitée, de sorte que, si l'on veut que toutes les parties d'un muscle ou d'un groupe de muscles soient excitées par le galvanisme, il faut mettre en rapport chacun des points que l'on veut modifier en promenant sur eux une électrode (et c'est la négative dans le cas présent).

L'électrode ne quittant pas la peau, le courant n'est pas rompu ; il reste donc un courant continu ; mais il diffère des précédents en ce que dans cette friction faite par l'électrode les contacts n'ont plus la même fixité, et le courant, tout en restant continu, n'a plus, comme le courant constant, une intensité qui se maintienne toujours identique. Ce courant à intensité variable se rapproche donc des courants interrompus. On peut, du reste, voir que son action physiologique n'est pas tout à fait la même que celle des précédents.

Ces courants *labiles*, comme les a nommés Remak, et que nous nommerons *mobiles*, agissent beaucoup plus sur la sensibilité ; ils produisent, en outre, une hyperémie de la peau et du tissu cellulaire sous-cutané que je ne manque pas de mettre à profit lorsque, la paralysie étant ancienne et les muscles déjà atrophiés, je tiens à réveiller la nutrition.

J'ai employé beaucoup de ces courants continus et mobiles dans le traitement du malade qui fait le sujet de l'observation XIII.

Galvanisation par des courants interrompus. — Nous avons vu plus haut que dans le second degré de la paralysie faciale les muscles qui ne se contractent plus lorsqu'on les excite par la faradisation peuvent se contracter sous l'influence des excitations qui se produisent à la fermeture comme à la rupture du courant.

On peut faire contracter les muscles par ce moyen et leur faire exécuter une gymnastique analogue à celle qu'on excite par la faradisation. A mon avis, il faut ici employer l'électricité comme tonique et non comme excitant ; il faut rendre aux muscles l'excitabilité qu'ils ont perdue et non la dépenser chaque jour. Aussi dans le traitement par les courants constants on ne cherche pas à provoquer de contractions.

Il est cependant des électriciens qui n'ont pas tenu ce raisonnement. Je sais par exemple que Fromhold, de Pesth (1), électrise ses malades tous les jours pendant cinq minutes, en provoquant des secousses par des courants ascendants interrompus. Il emploie des courants faibles, surtout chez les femmes et les enfants. Il paraît que ce médecin aurait eu des succès par ce moyen et qu'il aurait réussi à ramener la tonicité musculaire comme par les courants constants. Une fois ce résultat obtenu, il a recours à des faibles courants d'induction : mais il ne cherche pas alors à faire, comme M. Duchenne, de Boulogne, de la faradisation localisée sur les muscles : il provoque des contractions en masse par l'excitation des rameaux nerveux eux-mêmes.

Je n'ai pas le détail des observations de Fromhold, et je ne puis établir la valeur comparative de ce traitement avec ceux que j'ai indiqués. Il est évident toutefois que, quand il s'agira de paralysies relativement récentes et qui ne seront arrivées qu'au commencement de la seconde période, ce traitement pourra être mis en parallèle avec la faradisation et peut-être lui être trouvé supérieur.

. (1) *Deutsche Klinik*, 25, 1865.

Mais, quand il s'agit d'excitant, il faut se rappeler cette loi qui les régit tous (et bien d'autres agents encore), et qui est celle-ci :

Quand un excitant agit ou à petite dose ou d'une manière passagère, il provoque de la part de l'organisme une réaction telle que l'action thérapeutique se trouve précisément inverse de l'action physiologique ; si, au contraire, l'excitant est administré à dose trop forte ou trop prolongée, il agit par son effet direct, et alors il est, pour l'organisme, un agent de spoliation ou un déperditeur, pour parler comme quelques contemporains.

Cette formule, un peu abstraite, va devenir claire par deux exemples :

Si l'on plonge la main dans une substance réfrigérante, de la neige par exemple, pendant quelques instants seulement, la contraction des capillaires sera passagère et l'hyperémie par réaction sera beaucoup plus durable. Ici l'action thérapeutique qu'on a voulu obtenir est bien l'inverse de l'action physiologique.

Si, au contraire, on laisse la main dans la neige pendant trop longtemps, on aura l'effet direct, la réfrigération, qui pourra aller jusqu'à la congélation.

Il en est de même de l'exercice. L'exercice est une dépense de force ; mais, si cette dépense est faible, elle se bornera à donner de l'appétit et le malade y trouvera un moyen de se reconstituer. L'effet thérapeutique sera l'inverse de l'effet physiologique. Si, au contraire, on prolonge trop l'exercice, ou s'il est trop violent, il épuise les forces des malades, et alors on a l'effet direct du moyen. Je dirai, en passant, que, pour n'avoir pas tenu compte de cette loi fondamentale, beaucoup de thérapeutistes ont commis la faute de classer exclusivement les agents thérapeutiques d'après leur action physiologique directe, tandis que très-souvent c'est l'action inverse dont on se sert, et la classification qui est juste pour la toxicologie devient absurde pour la thérapeutique. Ce sont, par le fait, des classifications bonnes pour des empoisonneurs et non pour des médecins.

Je reviens aux courants interrompus. Il résulte de ce que je viens de dire que le courant interrompu, qui est un agent d'excitation et par conséquent de dépense, doit être employé avec beaucoup de ménagement pour ne pas surmener les muscles qu'on veut précisément réparer et développer.

Je ne m'arrêterai pas davantage à ce traitement, car, lorsqu'il s'agit de faire faire de la gymnastique aux muscles, la faradisation permet de régler beaucoup mieux les mouvements musculaires, et c'est justement cette précision qui a permis à M. Duchenne de faire son plus bel ouvrage, qui s'intitule : *la Physiologie des mouvements.*

Je n'entrerai donc pas dans le détail des expériences dans lesquelles on a étudié les contractions d'ouverture et les contractions de fermeture : cela grossirait sans grand profit ce mémoire déjà si long.

Traitement par la galvanisation alternant avec la faradisation. — Il ressort de tout ce que j'ai exposé précédemment que tout à fait au début de la paralysie faciale la faradisation est préférable ; puis, lorsque la contractilité faradique est abolie, la contractilité galvanique se montre souvent exagérée ; alors on doit préférer la galvanisation par les courants continus. Plus tard, lorsque cette contractilité disparaît et que la contractilité faradique reparaît, il faut revenir de nouveau à la faradisation. Ces trois points paraissent aujourd'hui bien établis.

Mais on a proposé tout autre chose, c'est-à-dire d'employer alternativement la faradisation et la galvanisation dans la même période. Bénédict, qui a proposé ce traitement, cite, entre autres faits, une observation à l'appui. Je la rapporte ici pour faire connaître toutes les pièces de cette sorte d'enquête, mais elle ne paraît pas concluante. Il s'agit, en effet, d'une paralysie datant de onze jours, c'est-à-dire d'une paralysie qui tient, pour ainsi dire, le milieu entre le premier et le second degré et qui aurait pu guérir très-bien par l'une de ces deux méthodes employée isolément.

Voici l'observation de Bénédict :

OBS. XIV. — Jean F....., âgé de vingt ans, garçon maçon, examiné le 11 janvier 1857, souffre depuis onze jours d'une paralysie de toutes les branches du nerf facial, qui s'est développée peu à peu, mais n'est pas complète dans certains rameaux. La luette est normale, les mouvements volontaires presque nuls. Il y a eu au début de la céphalalgie frontale. La contractilité électro-musculaire est amoindrie, la contractilité par la galvanisation est augmentée.

Bénédict traite le malade par la galvanisation et la faradisation alternées. Au bout de quatre semaines, il y avait encore une petite déviation visible en comparant avec la position des dents. Au bout de cinq semaines la guérison était complète. (*Electrothérapie*, p. 281.)

Traitement par la faradisation pendant l'état électrotonique produit par la galvanisation. — J'ai déjà montré, à plusieurs reprises, comment la galvanisation pouvait faire reparaître la contractilité faradique. J'ai indiqué que les électriciens abandonnaient alors la galvanisation pour la faradisation. Deux médecins de Greifswald ont eu l'idée de combiner les deux moyens dans cette dernière période (1). Ils avaient à traiter un malade dont la paralysie datait de douze semaines. Ils ont commencé par appliquer la galvanisation par les courants constants et ils ont été assez heureux pour voir la contractilité faradique reparaître après plusieurs séances. Cette contractilité faradique était encore assez faible, car il fallait des courants intenses pour n'obtenir que des contractions modérées. Ils excitèrent alors le nerf facial en plaçant l'électrode positive sur l'apophyse mastoïde et l'électrode négative sur l'angle de la bouche. Puis, dans l'intervalle des pôles du courant constant, ils placèrent les deux électrodes d'un courant faradique intense. Ils virent alors la contractilité faradique s'accroître d'une manière remarquable.

Si, au lieu de placer ainsi le nerf dans la phase positive de l'électrotonus, suivant l'expression de Dubois-Reymond, ils mettaient le nerf facial dans la phase négative par l'application d'un courant ascendant au lieu d'un courant descendant, la faradisation n'avait plus la même action.

Pour mesurer l'intensité nouvelle des contractions musculaires qu'ils obtenaient par ce nouveau mode d'électrisation, ces observateurs ont recueilli avec le kymographion la courbe que produisaient les contractions musculaires, et qui, paraît-il, était caractéristique. Sous l'influence de ce traitement nouveau, la paralysie ne s'améliora pourtant pas pendant le premier mois et ils n'obtinrent le retour des mouvements volontaires qu'au bout de deux mois et demi. Ici comme dans tous les cas du deuxième degré, la contractilité galvanique, qui était d'abord exagérée, diminua pour faire place au retour de la contractilité faradique; le malade guérit.

Cette expérience avait déjà été tentée sans succès dans des conditions analogues, mais non pas identiques.

En 1867, Bœrwinkel avait essayé l'association de ces deux procédés en les réunissant d'une autre manière. Il s'agissait encore d'une paralysie faciale dans laquelle la contractilité faradique avait disparu, tandis que la contractilité galvanique était exagérée. Bœrwinkel plaçait le pôle positif sur la nuque et le négatif sur le tronc du facial, pour obtenir par la méthode unipolaire de Remak l'anélectrotonus du nerf facial dans la zone extrapolaire du courant, c'est-à-dire pour déterminer une augmentation de l'excitabilité dans

____

(1) *Berliner klinische Wochenschrift*, V, 34, 1868.

les branches terminales du nerf facial au-dessous de la zone parcourue par le courant. Puis il appliquait les deux électrodes sur ces rameaux nerveux. La contractilité faradique, qui avait disparu, ne fut pas réveillée par cette opération.

Bœrwinkel, découragé par cet insuccès, n'essaya pas de répéter la même expérience en renversant la direction du courant continu.

Je viens d'exposer les résultats obtenus par la faradisation et la galvanisation dans le traitement du second degré de la paralysie faciale. On voit que chacune de ces deux méthodes compte des succès, mais surtout qu'elles ont leurs indications différentes et que se montrer le partisan exclusif de l'une de ces deux méthodes, c'est mal servir la science, tout autant que de les employer simultanément et sans discernement. On peut voir, en résumé, que ce traitement, qui réussit à sauver les malades d'une infirmité réelle, exige, de la part du malade comme du médecin, beaucoup de patience. Mais ce résultat n'en est pas moins des plus remarquables et constitue un progrès réel pour la thérapeutique.

TROISIÈME DEGRÉ DE LA PARALYSIE FACIALE

Lorsqu'une paralysie faciale n'a pas seulement été abandonnée pendant des semaines, mais lorsqu'elle date de plusieurs mois et surtout de plusieurs années, on voit se produire les phénomènes suivants :

La tonicité musculaire, complétement perdue, laisse les muscles sains dévier les traits de plus en plus ; les muscles du côté sain subissent même peu à peu une sorte de rétraction. La contractilité volontaire du côté paralysé est complétement abolie, les muscles de la face s'atrophient et, lorsque le malade veut parler, sa joue paralysée s'enfle comme une voile et laisse échapper l'air par l'angle de la bouche ; aussi l'articulation des mots s'altère et le malade est souvent obligé de maintenir la tension de sa joue par l'application de la main.

En outre, la contractilité faradique est abolie, mais la contractilité galvanique l'est également.

Les excitations galvaniques n'ont plus aucun pouvoir de faire contracter les muscles. J'ai constaté plusieurs de ces faits, comme Erb, Schulz, Erdmann, Ziemssen, Bœrwinkel, cités par Erb et d'autres (1).

(1) *Archives de physiologie*, 1869, p. 783.

Faut-il délaisser ces malades complétement et les abandonner à leur infirmité? Je l'ai d'abord pensé, mais l'expérience de la galvanisation m'a engagé à faire quelques tentatives.

Nous savons d'abord par le résultat des vivisections que les muscles de la face survivent longtemps au nerf facial. Longet a constaté la persistance de la contractilité dans les muscles de la face trois mois après la section du nerf facial (1). Brown-Sequard a montré que chez les mammifères l'irritabilité des muscles de la face se conserve pendant plus de vingt et un mois après l'arrachement du bout central du nerf facial (2).

Voici encore un autre résultat plus encourageant : Schiff rapporte que, dans les cas les plus prononcés qu'il ait vus, à la suite des sections des nerfs, il a constaté que les faisceaux musculaires survivants situés au milieu du tissu graisseux effectuaient encore des mouvements sous l'influence de l'excitation galvanique (3).

D'autre part, les travaux de MM. Vulpian et Erb montrent que les nerfs peuvent se régénérer après avoir été écrasés, mais que ces altérations sont moins profondes que dans le cas de section complète des nerfs.

M. Vulpian a montré en outre qu'une fois la conductibilité nerveuse rétablie, les muscles peuvent se réparer s'il reste encore quelques fibres musculaires et s'il n'y a pas d'l'hyperplasie des cellules situées sous le sarcolemme ou des cellules du périmysium.

J'ai pensé que, si la faradisation n'avait plus d'action sur la contractilité, la galvanisation pouvait néanmoins avoir quelque influence.

Si la galvanisation, me disais-je, sans ramener le mouvement volontaire, pouvait réveiller la tonicité et produire une sorte de contracture du côté malade, on pourrait peut-être, en réglant cette contracture, redresser les traits et faire disparaître la difformité du visage.

La tonicité rendue à la joue pourrait donner un soutien à l'articulation des sons. Je me disais que tel résultat qu'on redoute au premier abord, je veux parler de la production de la contracture, aurait cependant cet avantage, qu'au repos le malade n'aurait plus de visage disgracieux, et qu'en parlant avec précaution, il pourrait user encore de la parole, même s'il était avocat.

(1) *Recherches expérimentales sur les conditions nécessaires à l'entretien et à la manifestation de l'irritabilité musculaire* (*Examinateur médical*, 1841, et *Traité de physiologie*, t. II, p. 603, 3ᵉ édition.

(2) *Comptes rendus de la Société de biologie*, 1851, p. 102.

(3) *Lehrbuch der Muskel- und Nerven-Physiologie*, 1858-59, p. 175. Cité par Vulpian, *Archives de physiologie*, 1872, p. 249.

Pénétré de cette idée, j'ai tenté d'obtenir ce demi-résultat en employant les courants continus et mobiles (labiles de Remak) dans un cas ancien et désespéré, et je dois dire que dès à présent j'ai acquis une petite amélioration qui m'encourage à continuer.

On peut du reste ne pas désespérer de guérir l'atrophie musculaire par les courants constants. Je donnerai comme encouragement:

1° L'expérience de Remak (1) faite sur la grenouille et dans laquelle il montre qu'un courant constant, intense il est vrai, amène l'hypérémie du muscle ;

2° Les deux observations de guérison d'atrophie musculaire progressive relatées dans la thèse d'un de mes élèves, M. Chapot-Duvert. Des deux observations, l'une appartient à M. Morax, de Lausanne, et l'autre m'est personnelle.

DE LA CONTRACTURE ET DE LA RÉTRACTION DES MUSCLES DU VISAGE

DANS LA PARALYSIE RHUMATISMALE DE LA FACE

M. Duchenne, de Boulogne, nous a fait connaître un accident qui vient tardivement compliquer la paralysie faciale, je veux parler de la contracture et de la rétraction des muscles de la face, deux phénomènes qu'il ne faut pas confondre. S'il y a rétraction, il n'y a plus rien à faire, pas plus pour cette paralysie que pour les autres.

La rétraction est un signe d'incurabilité. Ce n'est plus le muscle qui est la cause du raccourcissement, c'est le tissu conjonctif, c'est l'équivalent d'une cicatrice, et par conséquent une infirmité. La contracture peut survenir plusieurs mois après le début de la paralysie faciale et entraîner des déformations des traits qu'on ne pourra plus détruire. C'est celle qu'a bien montrée M. Duchenne, de Boulogne. Elle est, en général, limitée à certains muscles et n'envahit jamais la totalité des muscles du visage. Quand elle ne se guérit pas, elle entraîne l'atrophie avec rétraction. Il est une autre forme de contracture beaucoup moins grave, c'est celle qui se produit longtemps après la guérison. On voit des malades guéris depuis longtemps, c'est-à-dire plusieurs mois ou plusieurs années, qui se plaignent d'avoir de temps en temps de la roideur dans les muscles de la face. Ils sentent leurs traits se tirer. Cette affection n'a pas, en général, une très-grande intensité et les malades peuvent seuls s'en apercevoir ; le jeu de leur physionomie n'est pas très-

(1) *Galvanothérapie*, p. 435.

altéré. Cette contracture, qui est passagère, se montre de temps en temps et finit par disparaître. Cette seconde forme est donc beaucoup moins grave que la précédente.

Mais il est intéressant de savoir d'où provient cette contracture; est-elle une conséquence de la marche naturelle de la maladie ou bien est-elle produite par le traitement?

Bénédict a affirmé, et les partisans exclusifs de la galvanisation ont répété après lui, que les courants continus ne produisaient jamais les contractures, et que, si M. Duchenne, de Boulogne, les a notées, c'est parce qu'il les a produites avec la faradisation. Je ne suis pas du tout de cet avis. Il faut d'abord rendre justice à M. Duchenne, de Boulogne, et ne pas lui reprocher une découverte qui éclaire singulièrement le pronostic et le traitement. Je ne veux pas dire pour cela que la faradisation, poussée à outrance dans un cas de paralysie du deuxième degré, ne pourrait pas produire de contracture.

Je ne dirai pas, comme Bénédict, que le courant continu ne peut pas produire la contracture, je dois dire précisément le contraire. En effet, il arrive très-souvent que les muscles recouvrent leur tonicité avant de pouvoir se contracter sous l'influence de la volonté. Bénédict lui-même l'a remarqué dans ses propres observations. Or c'est là tout simplement de la contracture, de la contracture qui peut disparaître, il est vrai, je dirai plus, de la contracture utile et peut-être même nécessaire; mais ce n'est pas moins de la contracture, et, par conséquent, cette galvanisation, poussée trop loin, produit la contracture définitive tout comme la faradisation.

Je crois donc qu'il faut rechercher la cause de la contracture bien plus dans l'état anatomique du nerf facial que dans le traitement électrique.

CONCLUSIONS

Les électriciens et plus particulièrement les électriciens français se partagent en deux camps à propos du traitement de la paralysie faciale.

Les uns emploient exclusivement la faradisation, les autres la galvanisation. Ces deux méthodes, prises exclusivement, sont mauvaises; chacun de ces deux procédés a ses indications spéciales, tirées de la forme ou de la période de la maladie.

Première période ou premier degré de la paralysie rhumatismale de la face. — Dans cette première période ou ce premier degré, le caractère le plus important est la possibilité de faire contracter les muscles par la faradisation. Cette propriété, qui existe à l'état normal, est peu atteinte. Toutefois, ce symptôme se rencontrant non-seulement dans la première période de la paralysie rhumatismale de la face, mais encore dans la paralysie centrale du facial, il faut chercher les bases du diagnostic dans les éléments suivants :

1° L'impression du froid très-accusé dans la semaine qui précède l'apparition de la paralysie ;

2° L'étendue de la paralysie, qui porte sur tous les muscles, et en particulier n'épargne pas l'orbiculaire palpébral, que ménage souvent la paralysie centrale ;

3° Les troubles du goût, qui se montrent dans la paralysie rhumatismale ou périphérique et non dans la paralysie centrale. Cette altération du goût précède souvent de vingt-quatre heures la paralysie musculaire.

Ce symptôme, ainsi que ceux qui se montrent du côté de l'oreille et du côté de la luette, fait supposer que dans cette affection la lésion du facial n'est pas bornée aux parties extérieures du nerf, mais qu'elle atteint la partie pétreuse du nerf facial.

Quelques pathologistes ont pensé, et M. Vulpian entre autres (1), que le gonflement du nerf dans ce canal osseux entraînerait l'étranglement du nerf et que cette compression expliquerait les analogies qui existent entre les symptômes et l'évolution des paralysies traumatiques d'une part, et celles du nerf facial d'autre part ;

4° La tonicité musculaire est affaiblie et les traits sont déviés ;

5° Les contractions volontaires sont plus ou moins abolies ; elles peuvent l'être complétement ;

6° Les muscles sont excitables par la faradisation, ils le sont également par la galvanisation au moment de la fermeture ou de la rupture du circuit.

Traitement de la première période de la paralysie rhumatismale du facial. — 1° La paralysie rhumatismale du facial, abandonnée à elle-même alors qu'elle n'en est qu'au premier degré, s'aggrave presque constamment, passe au second degré et peut entraîner une infirmité ;

2° Le traitement par les ventouses, les vésicatoires ou la strychnine est à peu près sans effet et laisse marcher la maladie ;

3° Le meilleur traitement à employer est la faradisation.

Cette faradisation peut être exécutée par les petits appareils de

(1) *Archives de physiologie*, 1872, p. 252.

Legendre et Morin ou de Gaiffe, en employant la somme des courants induits des deux fils.

Quand on possède un appareil puissant comme ceux de Duchenne, de Ruhmkorff, Dubois-Reymond, etc., on doit préférer le courant de la deuxième hélice ou du fil fin, courant qui a une tension plus forte, et qui, agissant beaucoup moins sur la sensibilité musculaire, est moins douloureux que l'extra-courant ou courant de la première hélice ;

4° On emploie les intermittences rapides;

5° La tension sera mesurée soit par un rhéostat, soit par l'énergie de la contraction musculaire. Cette dernière mesure, qui peut suffire, consistera à chercher la plus faible tension possible pour obtenir une contraction qui ressemble à la contraction volontaire, c'est-à-dire une contraction qui ne soit ni violente ni douloureuse ;

6° On fera de la faradisation localisée sur les muscles isolés ou sur des groupes de muscles synergiques.

La faradisation des troncs nerveux sera cependant préférable pour faire contracter les petits muscles, et en particulier le muscle de Horner ;

7° Quand le malade guérit, il recouvre la tonicité musculaire plutôt que la contractilité volontaire.

Traitement de la seconde période ou du second degré de la paralysie rhumatismale du facial. — 1° Lorsque la paralysie rhumatismale du facial est abandonnée à elle-même, la paralysie passe au deuxième degré au bout de huit à dix jours ;

2° Dans le deuxième degré, les muscles perdent la propriété d'être excitables à la faradisation et la perte de cette propriété se fait d'une manière progressive, mais assez rapide, c'est-à-dire en quelques jours.

On peut dire que plus cette propriété est atteinte, plus la paralysie sera difficile à guérir. Toutes ces propositions ont été démontrées par M. Duchenne, de Boulogne ;

3° Tandis que les muscles perdent leur contractilité faradique, ils deviennent plus sensibles à la galvanisation qu'ils ne le sont à l'état normal, c'est-à-dire que les excitations produites par les grandes variations d'intensité du courant et surtout les ruptures d'équilibre qui existent à la fermeture comme à la rupture des circuits, provoquent des contractions musculaires avec une intensité beaucoup plus grande qu'à l'état normal, par exemple, dans le côté non paralysé. La découverte de ce fait est due à Baïerlacher, en 1857. Pendant le passage du courant continu on n'observe pas de contraction;

4° La tonicité musculaire est en général perdue, et les traits sont déviés. Cependant, dans certains cas, la tonicité peut être en partie conservée, et alors la déviation des traits, qui est nulle, ou à peu près, au repos, ne se montre que dans les mouvements volontaires ou la mimique de la face ;

5° La sensibilité musculaire est très-affaiblie.

Lorsque cette affection guérit, le retour des fonctions se fait dans l'ordre suivant :

A. La contractilité provoquée par les excitations galvaniques s'affaiblit pour redevenir ce qu'elle est à l'état normal.

B. Ce qu'on obtient d'abord par le traitement, c'est le retour de la tonicité.

C. La contractilité volontaire vient ensuite.

D. La contractilité faradique est celle qui revient en dernier lieu.

Ce fait, très-bien constaté déjà par M. Duchenne, de Boulogne, du retour des mouvements volontaires avant le retour de la contractilité faradique indique, d'après M. Vulpian (*loc. cit.*), qu'à ce moment le nerf a recouvré sa conductibilité qui lui permet de transmettre les excitations cérébrales, tandis que la réceptivité pour les excitations faradiques serait encore nulle.

Le meilleur traitement de cette forme de la paralysie rhumatismale de la face est le suivant :

1° Tout au début de cette période, si la contractilité faradique n'est pas complétement abolie, on peut avoir recours à la faradisation ;

2° L'application des courants continus faite également au début peut ramener bientôt la contractilité faradique, et alors les deux méthodes peuvent être employées ;

3° Lorsque le deuxième degré de la paralysie faciale est un fait accompli, il vaut mieux avoir recours à la galvanisation ;

4° La galvanisation par les courants constants est la meilleure méthode à employer.

Le procédé de galvanisation par des courants stables est préférable au début; plus tard, il vaut mieux employer les courants continus et mobiles (labiles) ;

5° Pour bien pratiquer la galvanisation par les courants constants et stables, il faut prendre un appareil dont les éléments sont réunis en tension. Il faut préférer les grands éléments à travail peu actif aux petits éléments à action chimique rapide. Les premiers donnent des courants plus réguliers que les seconds.

On place l'électrode positive sur l'apophyse mastoïde ou sur le tronc du facial, à sa sortie de la parotide, et la négative sur le muscle que l'on veut modifier et le plus près possible du point où le nerf pénètre dans le muscle.

On emploie en général de quinze à vingt-cinq éléments de la pile de Remak. Les courants passent chacun pendant une durée de deux à cinq minutes. La séance d'électrisation est d'un quart d'heure ;

6° La galvanisation par les courants continus et mobiles (labiles de Remak) se fait de la même manière, elle est surtout applicable aux cas où il y a atrophie; elle réveille, plus que la précédente, la circulation et la calorification ;

7° La galvanisation par les courants interrompus paraît avoir été utile, mais dans les cas moins anciens;

8° La galvanisation alternant avec la faradisation peut être également utile soit au début du deuxième degré, soit quand le malade est en voie de guérison ;

9° La faradisation pendant l'état électrotonique produit par la galvanisation est dans le même cas que le procédé précédent.

Troisième degré de la paralysie faciale. — Dans cette période avancée, les muscles ne sont plus excitables ni par la faradisation ni par la galvanisation. Ces muscles sont atrophiés. On voit souvent, en outre, la contracture ou la rétraction des muscles.

Dans ces cas on peut chercher, par la galvanisation, à combattre l'atrophie musculaire et même à produire des contractures qui constituent une infirmité moindre que l'atrophie pure et simple.

La contracture qui suit les paralysies faciales tient moins aux procédés d'électrisation qu'à la nature de la maladie.

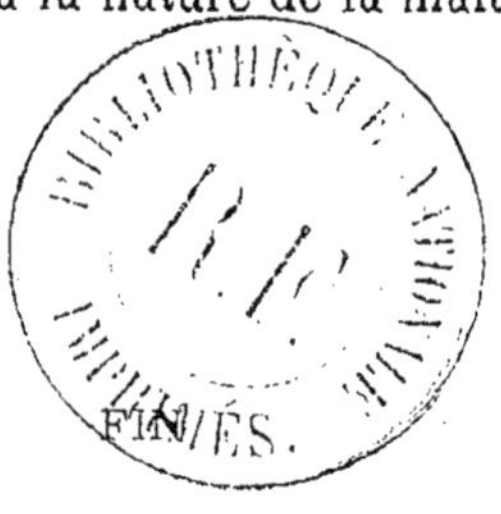